MANUAL DE
TÉCNICA CIRÚRGICA
PARA A GRADUAÇÃO

Manual de Técnica Cirúrgica Para a Graduação
Luís Marcelo Inaco Cirino
Sarvier, 1ª edição, 2006

Projeto Gráfico/Capa
CLR Balieiro Editores

Fotolitos/Impressão/Acabamento
Gráfica Ave-Maria

Direitos Reservados
Nenhuma parte pode ser duplicada ou
reproduzida sem expressa autorização do Editor

sarvier

Sarvier Editora de Livros Médicos Ltda.
Rua Dr. Amâncio de Carvalho nª 459
CEP 04012-090   Telefax (11) 5571-3439
E-mail: sarvier@uol.com.br
São Paulo – Brasil

Dados Internacionais de Catalogação na Publicação (CIP)
(Câmara Brasileira do Livro, SP, Brasil)

Cirino, Luís Marcelo Inaco
      Manual de técnica cirúrgica para a graduação /
Luís Marcelo Inaco Cirino. -- São Paulo :
SARVIER, 2006.

      ISBN 85-7378-163-7

      1. Cirurgia - Estudo e ensino 2. Cirurgia
operatória - Técnicas 3. Instrumentos e equipamentos
cirúrgicos 4. Operações cirúrgicas I. Título.

	CDD-671.9178
06-0256	NLM-WO 500

Índices para catálogo sistemático:

1. Técnica cirúrgica : Ciências médicas : Manuais :   617.9178

MANUAL DE TÉCNICA CIRÚRGICA PARA A GRADUAÇÃO

LUÍS MARCELO INACO CIRINO

Professor Associado da Disciplina de Técnica Cirúrgica e
Cirurgia Experimental da FMUSP
Diretor Clínico do Hospital Universitário da USP

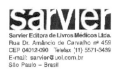

Sarvier Editora de Livros Médicos Ltda.
Rua Dr. Amâncio de Carvalho nº 459
CEP 04012-090 Telefax (11) 5571-3439
E-mail: sarvier@uol.com.br
São Paulo – Brasil

Títulos da série **MEDICINA "CIÊNCIA E ARTE"**

PERIOPERATÓRIO Procedimentos Clínicos
Fábio Santana Machado / Milton de Arruda Martins / Bruno
Caramelli

ORIENTAÇÃO NUTRICIONAL Perda de Peso e Saúde Cardiovascular
Euclides Furtado de Albuquerque Cavalcanti / Isabela M. Benseñor

EPIDEMIOLOGIA Abordagem Prática
Isabela M. Benseñor / Paulo A. Lotufo

HIPERTENSÃO ARTERIAL Diagnóstico e Tratamento
Robespierre da Costa Ribeiro / Paulo A. Lotufo

MEDICINA EM AMBULATÓRIO Diagnóstico e Tratamento
Isabela M. Benseñor / Iolanda de Fátima Calvo Tibério / Márcia
Martins Silveira Bernik / Fernando Marcuz da Silva / Egídio Lima
Dórea / Paulo A. Lotufo

Manual de TÉCNICA CIRÚRGICA Para a Graduação
Luís Marcelo Inaco Cirino

AGRADECIMENTOS

Aos ex-monitores da Disciplina de Técnica
Cirúrgica e Cirurgia Experimental da FMUSP

> Ágata Yuri Sawada
>
> Mariana Sisto Alessi
>
> Mário Luís Casella
>
> Rodrigo Rodrigues Pessoa
>
> Ivan Dias da Rocha
>
> Paulo Roberto Miziara Yunes Filho
>
> Márcio Lauretti

À Profa. Dra. Maria Luísa de Souza Salvestro,
pela leitura dos originais e sugestões

PREFÁCIO

Ensinar Técnica Cirúrgica constitui a base do ensino da cirurgia na Faculdade de Medicina da Universidade de São Paulo. O corpo docente da disciplina sempre se empenhou em dar aos alunos de Graduação os conhecimentos que embasam o seu preparo cirúrgico.

Além do ensino curricular normal, a Disciplina de Técnica Cirúrgica tem o aprendizado subseqüente, ministrado no preparo do aluno-monitor, cujo objetivo é despertar a vocação docente e aprimorar os conhecimentos obtidos no ensino curricular. Instituída oficialmente a monitoria em 1958, o curso ministrado sem interrupção teve, nos últimos cinco anos, a coordenação do Prof. Dr. Luís Marcelo Inaco Cirino que escreveu um Manual de Instrução destinado ao ensino dos alunos-monitores, de tal forma bem acolhido, que agora passa a ser editado pela editora Sarvier e, certamente, útil a todos os alunos que têm a cirurgia em seu currículo, não só na Medicina.

Certamente o que é útil e entusiasticamente ministrado resiste ao tempo demonstrando a sua utilidade.

Prof. ERASMO MAGALHÃES CASTRO DE TOLOSA

Professor Titular da Disciplina de Técnica Cirúrgica e
Cirurgia Experimental e Chefe do Departamento de
Cirurgia da FMUSP

APRESENTAÇÃO

O Manual de Técnica Cirúrgica, que ora apresentamos, é destinado aos alunos de Graduação do Curso Médico para servir como um apoio didático no momento em que iniciam o estudo das operações fundamentais e têm o contato inicial com o ambiente cirúrgico.

A Disciplina MCG–303, Técnica Cirúrgica do Currículo Nuclear da Faculdade de Medicina da USP, ministrada aos alunos do 3º ano, conta com um extenso conteúdo de atividades práticas nas quais alunos-monitores participam juntamente com os docentes.

Este Manual, inicialmente organizado de modo informal para servir como apostila para orientação dos monitores-alunos, não teria sido possível sem a indispensável ajuda dos ex-monitores Mariana Sisto Alessi, Mário Luís Casella, Ágata Yuri Sawada, Rodrigo Rodrigues Pessoa, Márcio Lauretti, Paulo Roberto Miziara Yunes Filho e Ivan Dias da Rocha, para quem é dedicado.

Prof. Dr. LUÍS MARCELO INACO CIRINO

CONTEÚDO

1 Ambiente Cirúrgico 1

2 Instrumental cirúrgico e operações fundamentais 13

3 Tipos de agulhas, fios de sutura e nós cirúrgicos 17

4 Esplenectomia 27

5 Nefrectomia 33

6 Laparotomias 37

7 Gastroenteroanastomose 43

8 Ressecção de segmento de intestino delgado e anastomose
término-terminal 53

9 Apendicectomia 59

10 Jejunostomia à Witzel 67

11 Gastrostomia à Stamm 71

12 Suturas de pele 75

13 Drenagem do tórax 85

14 Traqueostomia 93

15 Toracotomia póstero-lareral 99

16 Flebotomia e sutura arterial 105

Bibliografia utilizada e recomendada 111

1. AMBIENTE CIRÚRGICO

O ambiente cirúrgico e as atitudes que os participantes do ato operatório devem adotar são peculiares. É importante, para a obtenção de um bom resultado do tratamento, estar atento a alguns detalhes próprios e sistematizados que visam a minorar as possibilidades de complicações, principalmente as relacionadas à infecção do sítio cirúrgico.

Os cuidados necessários podem ser agrupados em:

a) paramentação e escovação das mãos e antebraços

b) disposição da equipe cirúrgica

c) conhecimento dos instrumentos cirúrgicos

PARAMENTAÇÃO E ESCOVAÇÃO

Troca de roupa

Para participar de qualquer atividade no centro cirúrgico é necessário trajar roupas específicas, dado que a roupa comum, ou mesmo o traje branco, serve para a locomoção dentro e fora do hospital. Por serem contaminadas e, portanto, impróprias para a circulação no interior das salas cirúrgicas, quando o cirurgião ou outro profissional entrar na zona de proteção (vestiário) do ambiente cirúrgico deve colocar a roupa específica: calça comprida e jaleco de manga curta (o tamanho desses trajes deve ser adequado para proporcionar conforto e liberdade de movimentos). Consiste erro freqüente a utilização de camisetas ou agasalhos debaixo do jaleco, prática que deve ser evitada. Após a troca de roupa procede-se à colocação de gorro (Fig. 1.1) para as pessoas com cabelos curtos e de touca (Fig. 1.2) para os portadores de cabelos longos, sendo que esta deve envolver todo o cabelo. O uso da máscara deve abranger o nariz e a boca conforme ilustrado nas figuras 1.1 e 1.2 (constitui erro grosseiro de técnica cirúrgica a colocação da máscara sem englobar as fossas nasais).

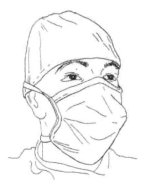 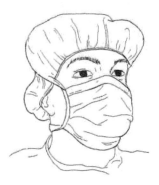

Figura 1.1 – Gorro para portador de cabelos curtos e máscara envolvendo fossas nasais e boca.

Figura 1.2 – Touca para portador de cabelos longos e máscara envolvendo fossas nasais e boca.

Antes de adentrar a zona limpa do centro cirúrgico o profissional deve colocar os pró-pés. Estes precisam ser sempre trocados por ocasião do retorno à zona de proteção (Fig. 1.3).

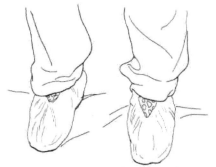

Figura 1.3 – Pró-pés para entrada na zona de proteção (zona limpa do centro cirúrgico).

Escovação das mãos e antebraços

Para os integrantes da equipe cirúrgica que atuarão no campo operatório, a escovação das mãos e antebraços constitui etapa fundamental do preparo da paramentação. Ela tem importância por exercer papel fundamental na remoção da flora bacteriana transitória e de parte da flora permanente, constituindo-se em uma medida de assepsia (pois funciona como medida profilática da contaminação do campo cirúrgico). A flora transitória localiza-se nas regiões mais expostas, uma vez que as bactérias ficam agregadas a partículas de poeira que se aderem à gordura da pele, e pode ser removida com certa facilidade pela simples lavagem com água e sabão ou mesmo pelo atrito da roupa. Já a flora permanente é de remoção mais difícil e encontra-se em número e variedade de agentes mais ou menos constantes, sendo que sua redução é transitória, logo se restabelecendo seu nível anterior. A escova utilizada para a escovação deve possuir cerdas finas e macias para não causar traumas e irritação na pele, principalmente na face anterior do antebraço.

Recomenda-se o seguinte procedimento para a escovação:

1 Cortar as unhas e limpá-las.
2 Com o auxílio de escova e solução degermante, a escovação deve iniciar-se nas mãos e terminar na região dos cotovelos da seguinte forma (Fig. 1.4): pontas dos dedos e espaço subungueal, palma da mão, face palmar dos dedos, dorso da mão, face radial dos dedos, face cubital dos dedos, espaços interdigitais, face anterior do punho, face anterior do antebraço, face dorsal do punho, face dorsal do antebraço e cotovelos.
3 O procedimento de escovação deve ter duração mínima de sete minutos e ser entremeado com exposições à água corrente para remoção da solução ensaboada e nova aplicação de solução degermante.
4 O cirurgião deverá adotar a posição de ambos os antebraços e mãos voltados para cima, a fim de evitar que a água escorra de local contaminado para áreas já corretamente escovadas (Fig. 1.5).

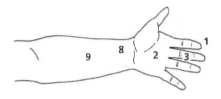

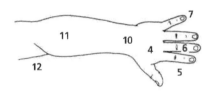

Figura 1.4 – Escovação de dedos, mãos e antebraços. Os números indicam a sequência de lavagem: na figura superior a face palmar e na inferior, a face dorsal.

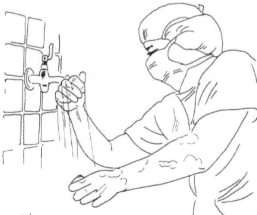

Figura 1.5 – Enxágüe das mãos e antebraços.

Paramentação para entrar no campo cirúrgico

Após a escovação das mãos e antebraços, os componentes da equipe cirúrgica adentram a sala operatória para efetuar a paramentação, ou seja, colocar avental e luvas para participar da cirurgia. É necessário manter os antebraços acima do nível da cintura e tomar cuidado para não esbarrar em nenhuma estrutura contaminada como portas, mesas ou mesmo pessoas presentes na sala de operações.

Uma vez realizada a escovação, o circulante da sala abre o pacote estéril contendo o avental cirúrgico e coloca as luvas de borracha do tamanho adequado para cada membro da equipe. A sistematização da paramentação e colocação das luvas é a seguinte:

1 O cirurgião enxuga as mãos e os dedos com compressa esterilizada. Complementa, também, a secagem dos dois terços distais dos antebraços (Fig. 1.6). Atenção: deve-se utilizar um lado da compressa para cada antebraço.

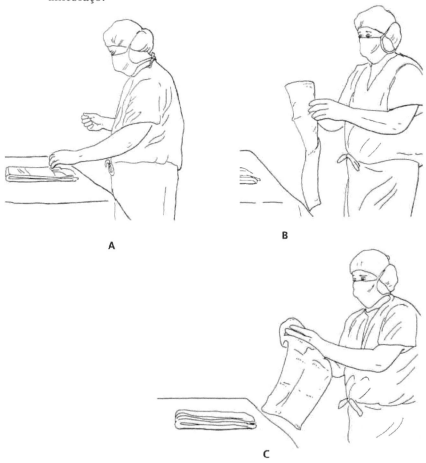

Figura 1.6 – Sistematização da paramentação.

4

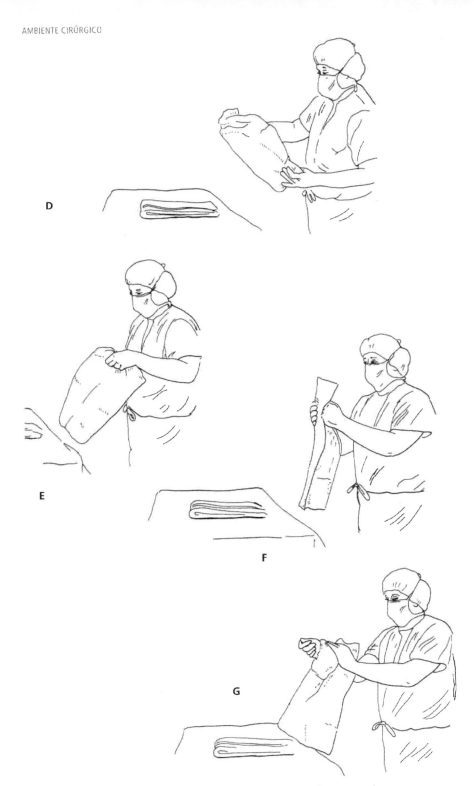

Figura 1.6 – Sistematização da paramentação (*continuação*).

2 A seguir, o cirurgião segura o avental esterilizado pelas dobraduras da gola e deixa que o restante dele se desdobre e fique esticado (Fig. 1.7 A e B).
3 Pela face interna do avental, introduz, em um único movimento, ambas as mãos e antebraços pelas mangas do avental (Fig. 1.7 C e D).

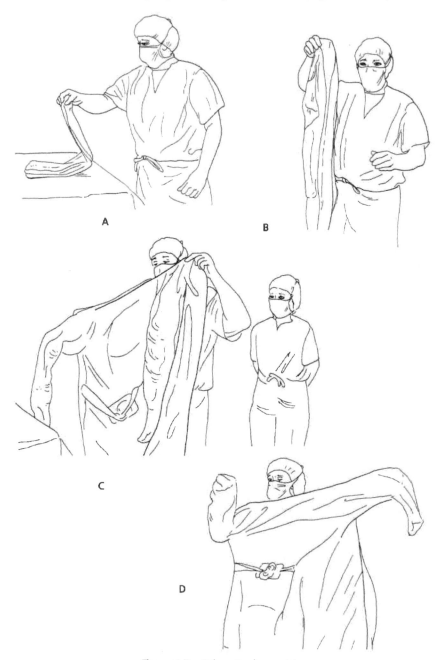

Figura 1.7 – Colocação do avental.

4 A circulante de sala, pela face interna do avental, ajusta-o e amarra na seqüência os cadarços da gola e da cintura (Fig. 1.8).

Lembrar que essas manobras executadas pela circulante contaminam a face posterior do avental cirúrgico. Essa face deve, posteriormente, ser protegida por um avental estéril, parte do avental que será desdobrada após a colocação das luvas estéreis.

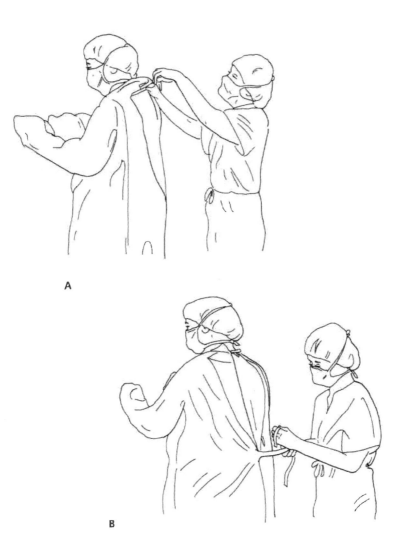

Figura 1.8 – Circulante amarrando o avental.

5 Colocação das luvas (Fig. 1.9) (cada membro da equipe deve conhecer o número das luvas que se ajustam correta e confortavelmente às suas mãos, pois elas não devem ficar apertadas e, muito menos, folgadas).

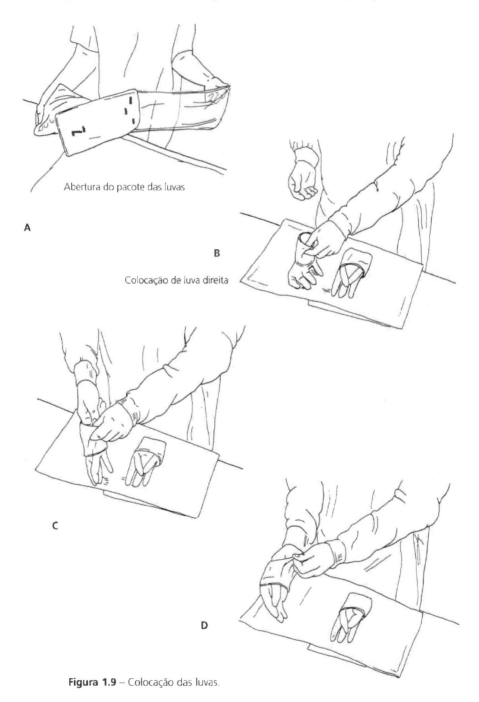

Figura 1.9 – Colocação das luvas.

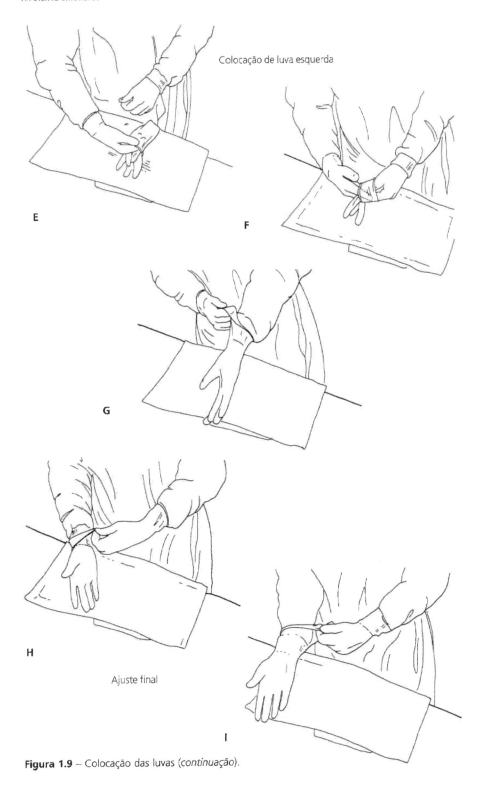

Figura 1.9 – Colocação das luvas (*continuação*).

6 Uma vez completado o ajuste das luvas, o cirurgião precisa recuperar a esterilização de sua região dorsal que foi manipulada e contaminada pela circulante. Atualmente, os aventais cirúrgicos dispõem de um prolongamento ao longo de toda a lateral direita do avental, que fica dobrado sobre ele, e amarrado com uma laçada entre dois cadarços, um na extremidade dessa dobra de tecido e outro bem na lateral direita do avental. Quando o participante conclui o ajuste das luvas, desamarra a laçada entre os cadarços citados, desfaz a dobradura lateral direita do avental e estica esse segmento em torno do seu dorso, cobrindo a face posterior contaminada do avental por tecido estéril. Essa manobra pode contar com o auxílio de outro membro da equipe, que já esteja, também, paramentado. O membro da equipe, ao amarrar o cadarço da margem lateral direita do avental com o outro cadarço fixado agora na lateral esquerda do avental, consolida essa disposição que recupera a esterilização de toda a superfície externa do avental cirúrgico (Fig. 1.10).

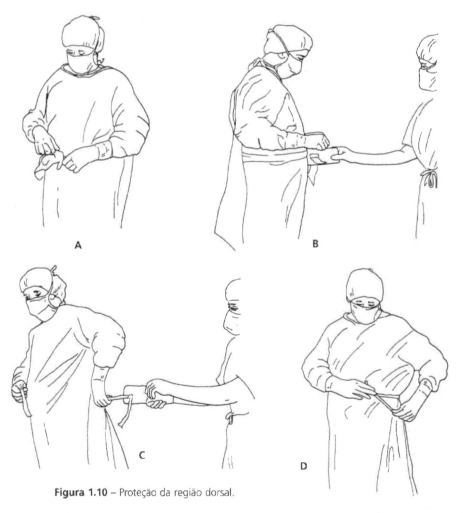

Figura 1.10 – Proteção da região dorsal.

DISPOSIÇÃO DA EQUIPE CIRÚRGICA

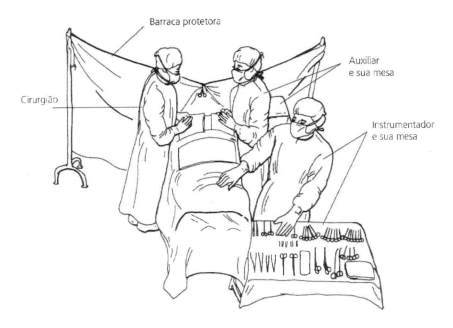

A equipe cirúrgica é formada pelo conjunto de profissionais que participam da atividade do cirurgião no campo operatório, englobando, portanto, o cirurgião, primeiro e segundo auxiliares e o instrumentador.

A disposição da equipe varia de acordo com a cirurgia a ser realizada, o segmento anatômico do corpo do paciente a ser operado e a dominância manual do cirurgião (se destro ou canhoto).

De uma maneira geral, o primeiro auxiliar fica à frente do cirurgião tendo a seu lado o instrumentador. O segundo auxiliar fica ao lado do cirurgião (Fig. 1.11).

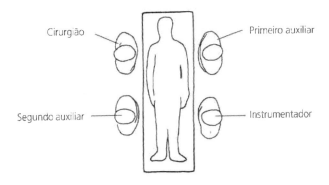

Figura 1.11 – Posição dos membros da equipe cirúrgica.

Nas laparotomias medianas supra-umbilicais, o cirurgião destro fica à direita do paciente e, nas laparotomias infra-umbilicais, à esquerda. Para cirurgiões canhotos, essa disposição é invertida.

Em cirurgias nas quais o paciente não fica em decúbito horizontal, como nas lombotomias ou toracotomias laterais, geralmente o cirurgião destro prefere ficar no dorso do paciente, ocorrendo o contrário com o cirurgião canhoto que fica do lado ventral do paciente. De qualquer modo, sempre o primeiro auxiliar estará à frente do cirurgião, tendo a seu lado o instrumentador.

O cirurgião é o líder e o responsável pela intervenção cirúrgica. Coordena o trabalho de todos os integrantes da equipe cirúrgica. Compete ao cirurgião a escolha da via de acesso, bem como todo o planejamento e as táticas cirúrgicas a serem adotados.

O primeiro auxiliar deve colocar-se em posição contrária à do cirurgião, apresentar as estruturas para o cirurgião poder melhor operar e organizar o instrumental de sua mesa. O auxiliar precisa ter pleno conhecimento dos tempos operatórios para poder desempenhar suas funções sem interferir nas atribuições do cirurgião. Nas cirurgias mais complexas, e em condições especiais, pode integrar a equipe cirúrgica um segundo auxiliar a quem compete afastar as estruturas anatômicas e propiciar maior liberdade ao primeiro auxiliar nas manobras de hemostasia, bem como nas ocasiões de síntese.

O instrumentador, por sua vez, é o elemento que estabelece a interface entre a equipe e os circulantes de sala. Ele monta a mesa de instrumentos, solicita os materiais de síntese e hemostasia, atuando com grande mobilidade tanto no campo operatório quanto sobre a sua mesa de instrumentos. Eventualmente, a critério do cirurgião, pode atuar no campo operatório, complementando a apresentação de algum instrumental ou auxiliando no afastamento de estruturas anatômicas. O instrumentador deve estar familiarizado com o ato cirúrgico e, em especial, com a seqüência de ações próprias do cirurgião.

LEITURA RECOMENDADA

Margarido, NF – Ambiente cirúrgico: sala cirúrgica. In Goffi FS: Técnica Cirúrgica: Bases Anatômicas e Fisiopatológicas e Técnicas da Cirurgia. 4ª ed., Atheneu, Rio de Janeiro, 2001, pp. 12–27.

2. INSTRUMENTAL CIRÚRGICO E OPERAÇÕES FUNDAMENTAIS

Os instrumentais cirúrgicos estão dispostos de maneira ordenada sobre a mesa do instrumentador conforme a operação fundamental da qual participam. Todos os procedimentos cirúrgicos podem ser decompostos em três operações fundamentais: diérese, hemostasia e síntese.

A diérese consiste em atitudes cirúrgicas que visam à abertura, ao corte, à divulsão e à exposição dos tecidos de estruturas e órgãos que serão operados. A hemostasia é a atitude cirúrgica que visa a interromper, temporária ou definitivamente, o sangramento ocasionado pela diérese. A síntese visa a reconstruir, recompor e restituir a integridade das estruturas, órgãos e tecidos que foram explorados.

Os instrumentos mais utilizados para a execução da diérese são: bisturi, bisturi elétrico, bisturi harmônico, tesouras e ruginas (Fig. 2.1).

Os instrumentos mais utilizados para a execução da hemostasia são: pinças de Halsted, pinças de Kelly, pinças de Crile, pinças de Rochester e pinças de Moyniham (Fig. 2.2).

Os instrumentos utilizados para a síntese são os porta-agulhas, as pinças anatômicas e dente de rato, as agulhas e os fios cirúrgicos (Fig. 2.3).

Em quase todas as cirurgias os instrumentos de diérese, hemostasia e síntese são praticamente os mesmos. O que varia muito são os instrumentos ditos auxiliares. Assim, em cirurgias urológicas, proctológicas, cardíacas, torácicas e neurológicas, utilizam-se alguns instrumentos próprios para certos procedimentos específicos.

Os instrumentos auxiliares mais utilizados são: afastadores de Farabeuf, afastadores de Doyen, afastadores ortostáticos de Gosset, afastadores autostáticos de Finocchietto, afastadores de Volkmann, pinça de Backaus, pinça de Allis, pinça de Kocher e pinça de Mixter (Fig. 2.4).

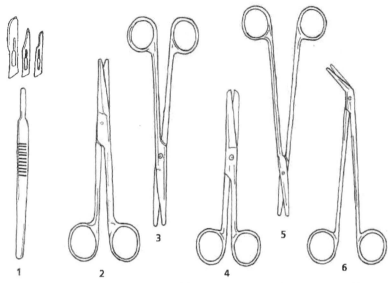

Figura 2.1 – Material utilizado para diérese: **(1)** bisturi, **(2)** tesoura de Mayo curva, **(3)** tesoura de Mayo reta, **(4)** tesoura para fios, **(5)** tesoura de Metzenbaum e **(6)** tesoura de Potts.

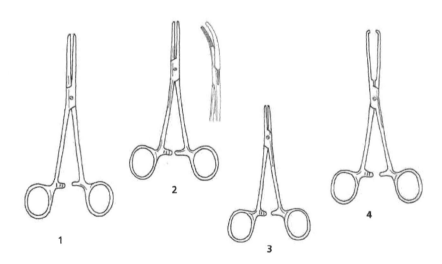

Figura 2.2 – Material de preensão e hemostasia: **(1)** pinça de Kelly, **(2)** pinça de Halsted curva, **(3)** pinça de Halsted reta, **(4)** pinça de Allis.

INSTRUMENTAL CIRÚRGICO E OPERAÇÕES FUNDAMENTAIS

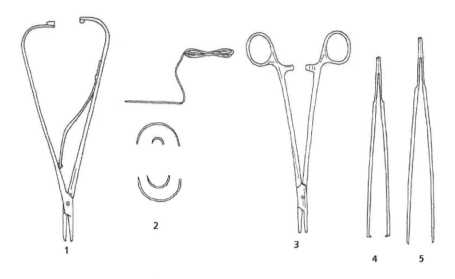

Figura 2.3 – Material de síntese: **(1)** porta-agulhas de Mathieu, **(2)** agulhas, **(3)** porta-agulhas de Hegar, **(4)** pinça dente de rato e **(5)** pinça anatômica.

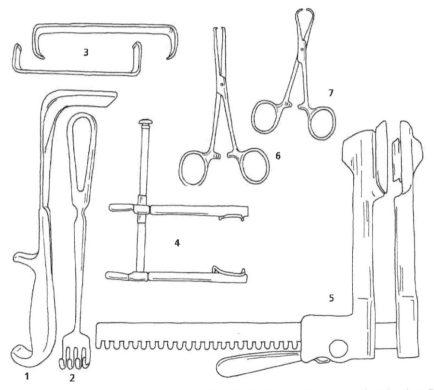

Figura 2.4 – Material de exposição e preensão: **(1)** afastador de Doyen, **(2)** afastador de Volkmann, **(3)** afastador de Farabeuf, **(4)** afastador de Gosset, **(5)** afastador de Finocchietto, **(6)** pinça de Kocher e **(7)** pinça de Backaus.

MESA CIRÚRGICA

A mesa cirúrgica é dividida em quatro quadrantes: em um deles ficam os instrumentos de diérese, em outro, os de síntese; em um terceiro quadrante os instrumentos de hemostasia e, no último, os instrumentos auxiliares.

Em uma laparotomia supra-umbilical executada por um cirurgião destro, o instrumentador permanece à esquerda do paciente e sua mesa cirúrgica está disposta como mostra a figura 2.5.

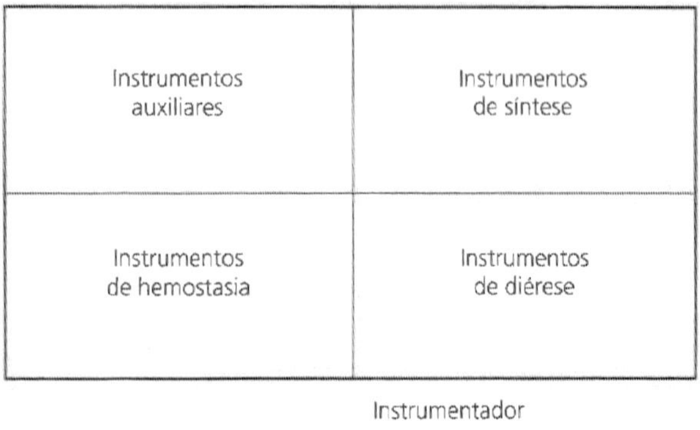

Instrumentos auxiliares	Instrumentos de síntese
Instrumentos de hemostasia	Instrumentos de diérese

Instrumentador

Figura 2.5 – Disposição dos instrumentos na mesa cirúrgica.

De uma maneira geral, os instrumentos mais delicados e menores estão dispostos no quadrante mais próximo do cirurgião e paciente.

O objetivo dessa disposição é facilitar a instrumentação, podendo o instrumentador concentrar-se no quadrante correspondente ao tempo cirúrgico que está sendo executado pelo cirurgião.

LEITURA RECOMENDADA

Goffi FS, Tolosa EMC – Operações fundamentais. In Goffi FS: Técnica Cirúrgica: Bases Anatômicas e Fisiopatológicas e Técnicas da Cirurgia. 4ª ed., Atheneu, Rio de Janeiro, 2001. pp. 52–53.

Tolosa EMC, Pereira PRB – Diérese. In Goffi FS: Técnica Cirúrgica: Bases Anatômicas e Fisiopatológicas e Técnicas da Cirurgia. 4ª ed., Atheneu, Rio de Janeiro, 2001. pp. 54–61.

Tolosa EMC, Pereira PRB – Hemostasia. In Goffi FS: Técnica Cirúrgica: Bases Anatômicas e Fisiopatológicas e Técnicas da Cirurgia. 4ª ed., Atheneu, Rio de Janeiro, 2001. pp. 62–66.

Tolosa EMC, Carnevale J, Pereira PRB – Síntese cirúrgica. In Goffi FS: Técnica Cirúrgica: Bases Anatômicas e Fisiopatológicas e Técnicas da Cirurgia. 4ª ed., Atheneu, Rio de Janeiro, 2001. pp. 67–74.

3. TIPOS DE AGULHAS, FIOS DE SUTURA E NÓS CIRÚRGICOS

AGULHAS CIRÚRGICAS

As agulhas cirúrgicas participam da operação fundamental síntese, penetrando os tecidos e levando consigo o fio de sutura. De maneira geral são montadas sobre o porta-agulhas, excepcionalmente, podem ser utilizadas diretamente pelo cirurgião.

As agulhas para sutura cirúrgica, conforme o seu ângulo interno, podem ser classificadas em curvas (ângulo interno de 180°), semi-retas (ângulo interno menor que 180°) e retas (Fig. 3.1).

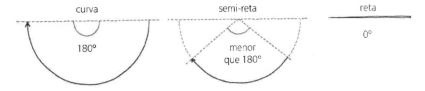

Figura 3.1 – Tipos de agulhas de acordo com o ângulo interno.

De acordo com a secção transversal de sua ponta, as agulhas podem ser classificadas em cilíndricas, triangulares e prismáticas (Fig. 3.2).

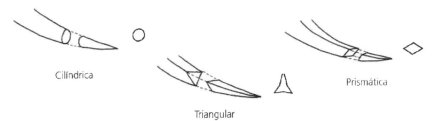

Figura 3.2 – Tipos de agulhas de acordo com a forma da secção transversal.

Quanto à íntima relação que mantêm com os fios de sutura, as agulhas podem ser traumáticas, quando for necessário montar o fio na base da agulha, ou atraumática, quando o fio já vier montado pelo fabricante.

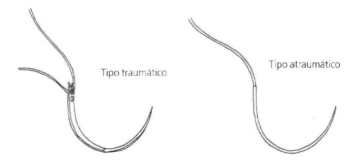

Figura 3.3 – Tipos de agulha de acordo com a inserção do fio.

As agulhas cirúrgicas de sutura foram projetadas para penetrar e transpassar tecidos levando, através destes, fios de sutura. Conforme a geometria do corpo da agulha e de sua ponta, serão diferentes os tipos de lesões produzidos nos tecidos a serem suturados.

A agulha cirúrgica possui uma ponta, o corpo e o olho, onde nas agulhas traumáticas são passados os fios. A escolha do tipo de agulha a ser utilizado depende do tipo de tecido que será submetido à síntese. Assim, para suturas vasculares devem ser utilizadas agulhas mais delicadas do que na pele.

FIOS DE SUTURA

Os fios de sutura podem ser utilizados tanto na operação fundamental síntese quanto na hemostasia. Para hemostasia são utilizados de forma isolada e para a síntese vêm montados em agulhas.

Alguns fatores devem ser levados em conta para a escolha do tipo de fio cirúrgico que será utilizado, tais como o tecido a ser suturado, resistência tênsil do fio, sua versatilidade e reação tecidual que sua presença provocará.

Os fios de sutura podem ser classificados em absorvíveis, inabsorvíveis – não biodegradáveis e inabsorvíveis – biodegradáveis. Os quadros 3.1, 3.2 e 3.3 explicam os tipos de fios, a composição deles, sua origem, o tipo de construção, cor, método de esterilização, resistência tênsil, tempo e modo de absorção.

De acordo com o tipo de fio utilizado, as suturas também podem ser classificadas em absorvíveis, inabsorvíveis e não biodegradáveis, e inabsorvíveis e biodegradáveis.

Quadro 3.1 – Fios absorvíveis.

Suturas	Composição	Origem	Constr.	Cor	Esteraliz.	Resistência tênsil	Absorção	M.absorção
Categute simples	Proteína - COLÁGENO Camada serosa do intestino delgado dos bovinos sadios. Essa camada possui fibras longitudinais que proporcionam uma maior resistência ao fio	Animal	Torcido	Amarelo	Cobalto 60	1 dia = 100% / 7 dias = 40% / 14 dias = 5%	70 dias	Fagocitose
Categute cromado	Proteína - COLÁGENO Camada serosa do intestino delgado dos bovinos sadios. Essa camada possui fibras longitudinais que proporcionam uma maior resistência ao fio	Animal	Torcido	Marrom	Cobalto 60	1 dia = 100% / 7 dias = 65% / 14 dias = 40% / 21 dias = 10%	90 dias	Fagocitose
Vicryl	Nome técnico: Poliglactina 910 Glicolida 90% / Lactida 10% Cobertura de poliglactina 370 (50%) + estearato de cálcio (50%)	Sintético	Trançado	Violeta / Incolor	ETO	1 dia = 100% / 14 dias = 65% / 21 dias = 30 / 40% / 28 dias = 5 / 10%	56 a 70 dias	Hidrólise
Vicryl 10-0	Nome técnico: Poliglactina 910 Glicolida 90% / Lactida 10%	Sintético	Mono	Violeta	ETO	1 dia = 100% / 14 dias = 65% / 21 dias = 30 / 40% / 28 dias = 5 / 10%	56 a 70 dias	Hidrólise
Vicryl rápida absorção	Nome técnico: Poliglactina 910 Glicolida 90% / Lactida 10% Cobertura de poliglactina 370 (50%) + estearato de cálcio (50%)	Sintético	Trançado	Incolor (somente p/ fecham. de pele)	Cobalto 60	1 dia = 100% / 3 dias = 81% / 5 dias = 57% / 7 dias = 53% / 14 dias = 0%	35 dias aprox.	Hidrólise
PDS II	Através da polimerização do polímero P - DIOXANONA na presença de catalisador.	Sintético	Mono	Violeta	ETO	1 dia = 100% / 14 dias = 70% / 28 dias = 50% / 42 dias = 25% / 56 dias = 0%	180 dias	Hidrólise
Monocryl	Nome técnico: Poliglecaprone 25 Glicolida 75% / Caprolactona 25% A caprolactona elimina o efeito-memória do fio de sutura	Sintético	Mono	Violeta / Ouro	ETO	Violeta 1d=100% / 7d=60/70% / 14d=30/40% / 28d=0% — Ouro 1d=100% / 7d=50/60% / 14d=20/30% / 21d=0%	90 a 120 dias	Hidrólise

Quadro 3.2 – Fios inabsorvíveis – não biodegradável.

Suturas	Composição	Origem	Constr.	Cor	Estereliz.	Resistência tênsil	Absorção	M. absorção
Polycot	70% filamentos de poliéster 30% fibras longas de algodão	Sintético / Vegetal	Torcido	Azul / Incolor	Cobalto 60	Mantém sua força tênsil inicial indefinidamente	Permanece encapsulado	Não ocorre
Aciflex	Aço Inox 316 L com baixo teor de carbono	Mineral	Mono	Prata (natural)	Cobalto 60	Mantém sua força tênsil inicial indefinidamente	Permanece encapsulado	Não ocorre
Mersilene	Poliéster	Sintético	Trançado	Verde / Branco	Cobalto 60	Mantém sua força tênsil inicial indefinidamente	Permanece encapsulado	Não ocorre
Mersilene 10–0	Poliéster	Sintético	Mono	Verde	Cobalto 60	Mantém sua força tênsil inicial indefinidamente	Permanece encapsulado	Não ocorre
Ethibond	Poliéster, com cobertura de polibutilato	Sintético	Trançado	Verde / Branco	Cobalto 60	Mantém sua força tênsil inicial indefinidamente	Permanece encapsulado	Não ocorre
Ethibond com almofada	Poliéster, com cobertura de polibutilato e almofadinha de teflon	Sintético	Trançado	Verde / Branco	ETO	Mantém sua força tênsil inicial indefinidamente	Permanece encapsulado	Não ocorre
Prolene	Polipropileno	Sintético	Mono	Azul	ETO	Mantém sua força tênsil inicial indefinidamente	Permanece encapsulado	Não ocorre

Quadro 3.3 – Fios inabsorvíveis – biodegradável.

Suturas	Composição	Origem	Constr.	Cor	Estereliz.	Resistência tênsil	Absorção	M. absorção
Seda	70% proteínas 30% goma	Animal	Trançada 1 a 7-0 Trançada / Torcida 8-0	Preta (ISENCAP) Azul / Branca	Cobalto 60	1 dia = 100% 14 dias = 70% 60 dias = 60% 1 ano = 30%	2 anos aprox.	Fagocitose
Mononylon	Obtida a partir de monômeros diferentes de poliamida pura Monômero 6 e 6,6	Sintético	Mono	Preto / Incolor	Cobalto 60	1 dia = 100% 1 ano = 80% 2 anos = 65% 5 anos = 0%	Degrada-se 20% ao ano	Degradado enzimaticam. e metaboliz. pelo organ.

NÓS CIRÚRGICOS

O nó cirúrgico é a unidade fundamental da hemostasia definitiva e da síntese. Muitas vezes, o campo operatório restrito e as necessidades momentâneas da operação não permitem ampla liberdade de movimentos ao cirurgião. O nó cirúrgico deve ser executado de maneira padronizada e segura.

As figuras 3.4 a 3.7 mostram exemplos dos nós cirúrgicos mais utilizados na prática clínica.

Algumas vezes, para economizar fio e quando o momento operatório permitir, pode-se realizar o nó com o auxílio do porta-agulhas (Fig. 3.4).

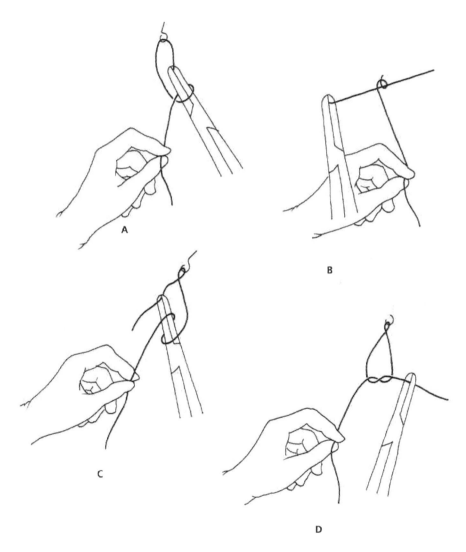

Figura 3.4 – Nó com porta-agulhas.

21

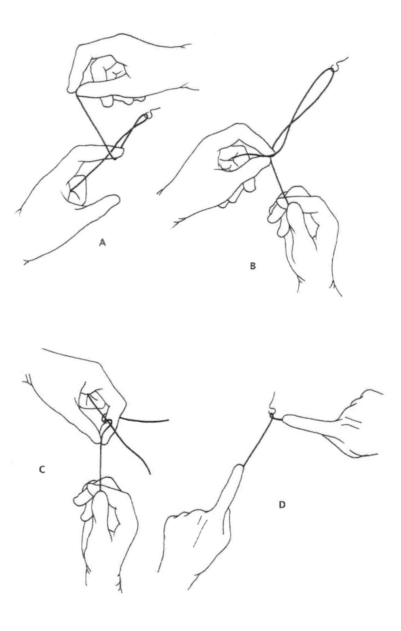

Figura 3.5 – Nó cirúrgico – primeiro seminó (o segundo seminó difere do primeiro por não cruzar o fio). Adaptado de Barros Moraes NLT, Gomes OM – Nós cirúrgicos. In Gomes OM: Cirurgia Experimental. Sarvier, São Paulo, 1978, p. 187.

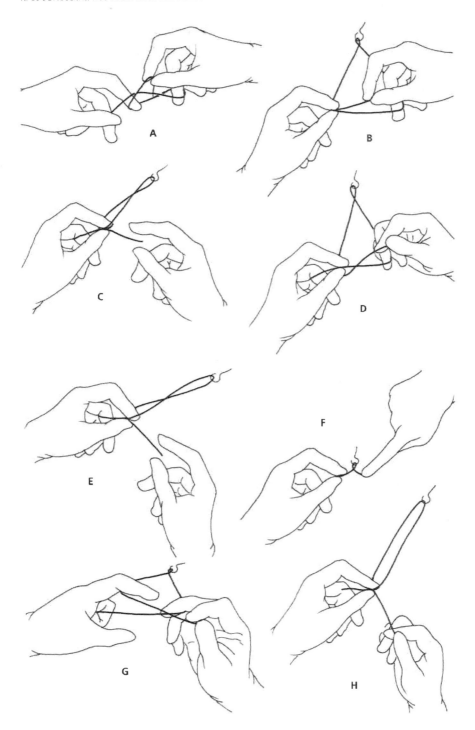

Figura 3.6 – Nó verdadeiro ou nó de cirurgião. Adaptado de Barros Moraes NLT, Gomes OM – Nós cirúrgicos. In Gomes OM: Cirurgia Experimental. Sarvier, São Paulo, 1978, p. 189.

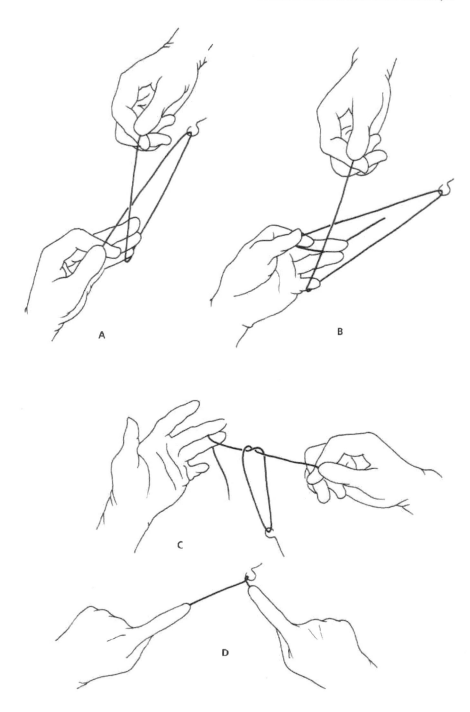

Figura 3.7 – Nó duplo de sentidos contrários (técnica de Pauchet) – **A** a **D**) primeiro seminó.

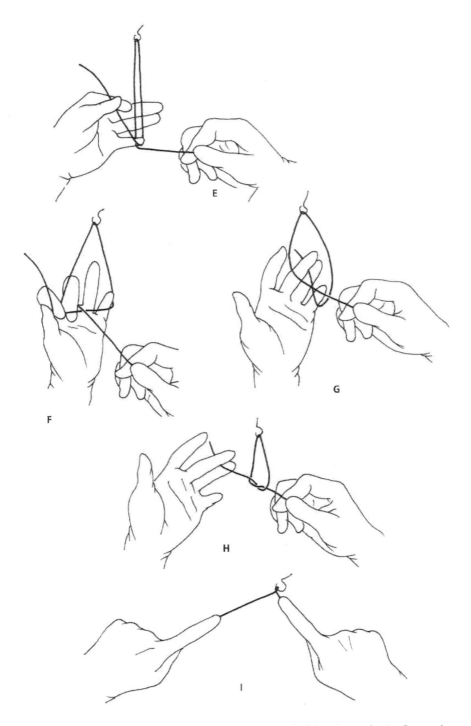

Figura 3.7 – Nó duplo de sentidos contrários (técnica de Pauchet) (*continuação*) – **E** a **I**) segundo seminó. Adaptado de Barros Moraes NLT, Gomes OM – Nós cirúrgicos. In Gomes OM: Cirurgia Experimental. Sarvier, São Paulo, 1978, p. 188.

LEITURA RECOMENDADA

Tolosa EMC, Carnevale J, Pereira PRB – Síntese cirúrgica. In Goffi FS: Técnica Cirúrgica: Bases Anatômicas e Fisiopatológicas e Técnicas da Cirurgia. 4ª ed., Atheneu, Rio de Janeiro, 2001. pp. 67–74.

4. ESPLENECTOMIA

O objetivo de executar um modelo experimental de esplenectomia é o de, por meio do procedimento, estudar a operação fundamental hemostasia.

O hilo esplênico do cão é ideal para que o aluno possa se familiarizar com uma seqüência de movimentos e atitudes que permitam a ligadura segura dos vasos junto ao baço. Além disso, o baço do cão é bastante móvel e pode ser trazido com facilidade para fora da cavidade abdominal, facilitando a esplenectomia. A figura 4.1 mostra o baço do cão.

A via de acesso para a execução da esplenectomia é a laparotomia mediana. A equipe cirúrgica estará assim disposta: cirurgião destro à direita, primeiro auxiliar à frente do cirurgião com o instrumentador ao seu lado e segundo auxiliar ao lado do cirurgião.

O modelo experimental da esplenectomia também se presta para o treinamento dos nós cirúrgicos. O campo operatório restrito e a impossibilidade do cirurgião em executar muitas vezes a hemostasia, sem poder soltar nenhum dos outros instrumentos utilizados ao mesmo tempo no ato operatório, levaram os cirurgiões a desenvolverem algumas sistematizações de nós úteis para cada situação. No caso da esplenectomia, utilizam-se os nós descritos no capítulo anterior.

Descrição do procedimento

Cão sob anestesia geral, com intubação orotraqueal e restrito à goteira cirúrgica em decúbito dorsal horizontal.

1 Tricotomia da região abdominal, assepsia, anti-sepsia e colocação de campos operatórios esterilizados.

2 Laparotomia mediana.

3 Identificação do baço. Diferentemente do homem, o cão possui o baço extremamente móvel; com isso consegue-se luxar a víscera para o nível da incisão abdominal, o que torna a esplenectomia no cão um procedimento de execução fácil.

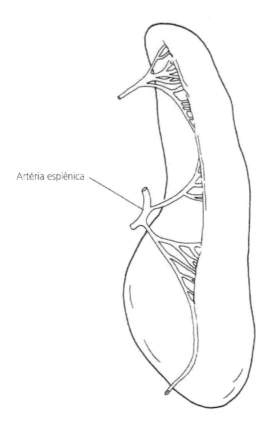

Figura 4.1 – Baço do cão.

4 Uma vez tracionada a víscera para o nível da incisão abdominal, procura-se identificar a artéria esplênica (longe dos vasos do hilo esplênico), a qual é responsável pela irrigação dos dois terços caudais do órgão. A artéria deve ser individualizada (com cuidado para não lesar as veias contíguas) e ligada sem secção posterior. Essa etapa recebe o nome de **ligadura perdida da artéria esplênica** e tem duas utilidades: interrompe o afluxo de sangue arterial e mantém o defluxo de sangue venoso para o organismo. Criar condição de autotransfusão no cão; caso ocorra algum acidente cirúrgico, durante a dissecção dos vasos do hilo do órgão em questão, a hemorragia será menor pela prévia interrupção do fornecimento de sangue arterial. A figura 4.2 mostra a visualização da artéria esplênica no campo cirúrgico.

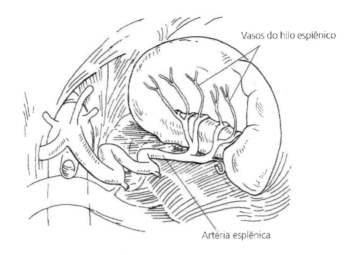

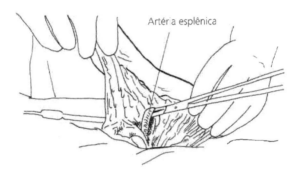

Figura 4.2 – Localização da artéria esplênica no campo cirúrgico.

5 Ligadura dos vasos do hilo esplênico: cria-se solução de continuidade em zona avascular junto à víscera com tesoura de Metzenbaum. Isolados os vasos, aplicam-se pinças hemostáticas proximal e distalmente, e só então as estruturas anatômicas serão seccionadas pela tesoura. Procede-se posteriormente à ligadura dos vasos do hilo. Esse conjunto de passos constitui o que se chama de **hemostasia profilática definitiva**. Essa manobra se repetirá tantas vezes quanto necessário para ligadura de todos os vasos do hilo esplênico.

6 Revisão da hemostasia ao longo de todos os vasos ligados e limpeza da cavidade.

7 Fechamento da parede abdominal por planos.

A figura 4.3 mostra o procedimento esplenectomia em cães marcando os locais de ligadura da artéria esplênica (ligada em primeiro lugar) e das individuais, realizadas a seguir. Nos vasos esplênicos são utilizadas ligaduras duplas.

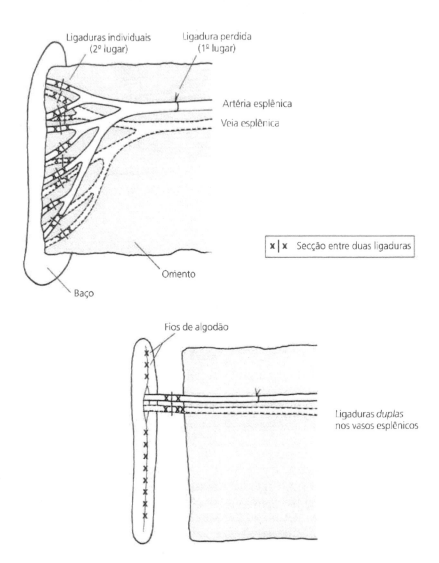

Figura 4.3 – Técnica da esplenectomia em cães.

A figura 4.4 mostra a seqüência da ligadura do pedículo esplênico.

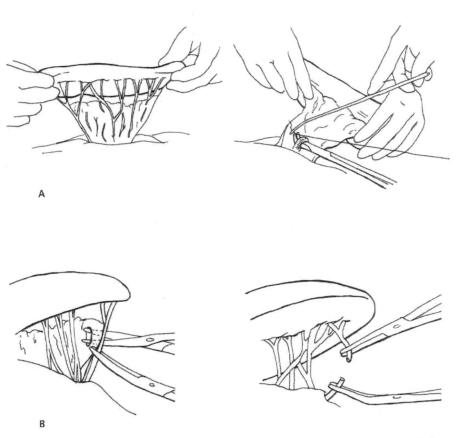

Figura 4.4 – Técnicas da esplenectomia em cães. **A)** Local das ligaduras individuais. **B)** Local das ligaduras duplas.

5. NEFRECTOMIA

O objetivo da execução de um modelo experimental de nefrectomia é continuar o estudo de outras técnicas de hemostasia e iniciar o treinamento da operação fundamental diérese. Dado que o rim é um órgão retroperitoneal, para a execução de uma nefrectomia por meio de laparatomia é necessário liberar todo o rim e trazê-lo para uma localização intra-peritoneal por meio de dissecção (diérese).

Descrição do procedimento

1 Cão sob anestesia geral, com intubação orotraqueal e restrito à goteira cirúrgica em decúbito dorsal horizontal.

2 Tricotomia da região abdominal, assepsia, anti-sepsia e colocação de campos operatórios esterilizados.

3 Laparotomia mediana.

4 Identificação do rim esquerdo que, por ter pedículo mais longo do que o contralateral, torna a nefrectomia mais fácil. A nefrectomia direita é também mais difícil do que a esquerda pela presença do lobo direito do fígado junto ao rim, conferindo maior dificuldade para o acesso ao hilo renal. A veia renal direita é mais curta do que a esquerda e a artéria renal direita é retrocava.

5 Iniciar a dissecção pelo pólo inferior do rim e prosseguir em direção cranial ao longo da superfície convexa do órgão. Essa dissecção tem por objetivo liberar o rim do retroperitônio e permitir que o órgão seja mobilizado em direção à linha média, facilitando-se assim o acesso às estruturas do pedículo.

6 A seguir, por acesso anterior ao pedículo identifica-se e disseca-se a artéria renal (que é a estrutura intermediária no hilo renal) deixando-a reparada com fio de algodão 2-0 e pinça de Halsted.

7 Identificação e dissecção do ureter a partir do pólo inferior renal. Este deverá ser reparado conforme item **6**.

8 O mesmo procedimento deve ser tomado em relação à veia renal. Deve-se tomar cuidado na dissecção dessa veia porque as veias gonadais de trajeto caudocranial desembocam na sua margem inferior.
9 Iniciar a ligadura dos elementos do pedículo renal pela artéria. Aplicar pinça hemostática junto ao rim e pinça de Mixter no segmento proximal da artéria. Amarrar primeiro a pinça hemostática distal, que é de menor responsabilidade e que, com a sua retirada, libera a visão do campo operatório. Por ocasião da ligadura do coto arterial proximal, que está ocluído pela pinça de Mixter, o cirurgião aplica o nó e o auxiliar permanece imóvel, apresentando a referida pinça. Somente após a ordem verbal do cirurgião é que o auxiliar retira a Mixter. Essa conduta deverá ser seguida sempre que se tratar de ligadura de grande responsabilidade.
10 Ligadura da veia renal.
11 Ligadura, o mais distal possível do ureter, utilizando-se fio absorvível, pois o uso de fios inabsorvíveis para a realização de suturas e ligaduras de vias excretoras urinárias pode constituir núcleo para formação de futuro cálculo urinário (Fig. 5.1).

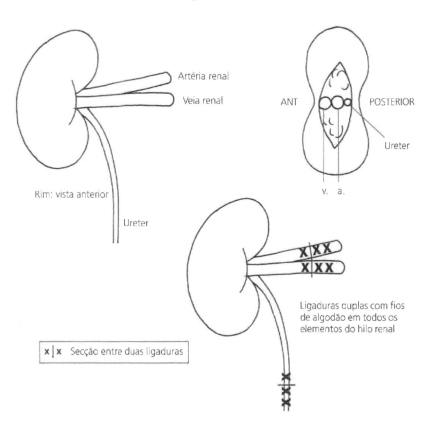

Figura 5.1 – Nefrectomia em cães.

Observação: Existe uma grande diferença de disposição anatômica entre o homem e o cão que facilita a nefrectomia canina. No cão existe grande distância entre o pólo superior do rim e a glândula supra-renal. Logo, o cirurgião ao realizar tal procedimento no cão não precisa adotar qualquer medida especial. No homem, a glândula supra-renal se justapõe ao pólo superior do rim, obrigando-nos a ter especial atenção na dissecção dessa região para não incluir, inadvertidamente, essa glândula na peça cirúrgica removida (Fig. 5.2).

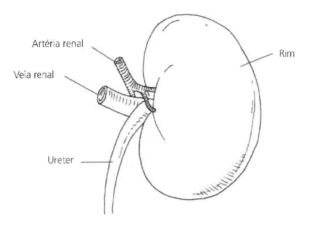

Figura 5.2 – Disposição do pedículo renal em cães.

6. LAPAROTOMIAS

Existem algumas diferenças fundamentais entre a configuração da parede abdominal nos homens e nos cães. Faz-se necessário explicar essas diferenças, antes de iniciar a descrição da laparotomia mediana.

- **Configuração da parede abdominal em cães** (Fig. 6.1).

Apesar de possuir os mesmos quatro principais músculos da parede abdominal que o homem (músculos oblíquo externo e interno, músculo reto-abdominal e transverso abdominal), o cão apresenta regiões de transição na disposição das fáscias que compõem a bainha do músculo reto-abdominal bastante particulares, ainda que semelhantes às observadas no homem. No nível A (semelhante ao do homem acima da linha arqueada de Douglas) da figura 6.1 vê-se que a bainha anterior do músculo reto-abdominal é formada pelas fáscias do músculo oblíquo externo e pela delaminação superior da fáscia do músculo oblíquo interno. A bainha posterior, por sua vez, é formada pela fáscia do músculo transverso abdominal e pela delaminação inferior do músculo oblíquo interno. No nível B a bainha anterior do músculo reto-abdominal é formada pela fáscia do músculo oblíquo interno. A bainha posterior nesse mesmo nível está formada somente pela fáscia do músculo transverso abdominal. É justamente a disposição das fáscias descrita nesse nível que inexiste no homem. No nível C (semelhante ao do homem abaixo da linha arqueada de Douglas) todas as fáscias passam pela frente do músculo reto-abdominal, de forma que sua face posterior é delimitada somente pelo peritônio.

- **Configuração da parede abdominal no homem** (Fig. 6.2).

A disposição musculoaponeurótica na parede anterior do abdômen do homem é tal que acima da linha arqueada de Douglas (nível A) a bainha anterior do reto-abdominal é composta pela fáscia do músculo oblíquo externo e pela delaminação superior da fáscia do músculo oblíquo interno, enquanto a bainha posterior é formada pela fáscia do músculo transverso abdominal e pela delaminação inferior da fáscia do músculo oblíquo interno. Abaixo da linha arqueada (nível B) todas as fáscias passam pela frente do músculo reto-abdominal, sendo que a parte posterior deste músculo passa a ser delimitada pela *fascia transversalis*.

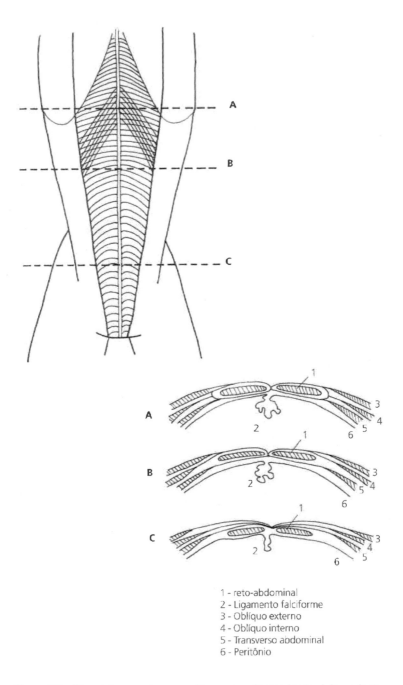

1 - reto-abdominal
2 - Ligamento falciforme
3 - Oblíquo externo
4 - Oblíquo interno
5 - Transverso abdominal
6 - Peritônio

Figura 6.1 – Disposição musculoaponeurótica na parede anterior do abdome do cão. Adaptado de Pradel HOV, Varella ALB – Laparotomias. In Gomes OM: Cirurgia Experimental. Sarvier, São Paulo, 1987, p. 225.

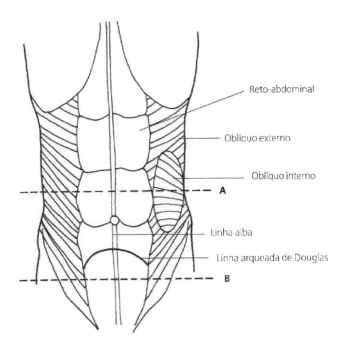

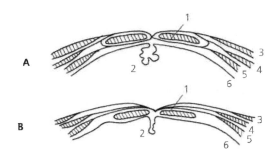

1 - reto-abdominal
2 - Ligamento falciforme
3 - Oblíquo externo
4 - Oblíquo interno
5 - Transverso abdominal
6 - Peritônio

Figura 6.2. Disposição musculoaponeurótica na parede anterior do abdome humano. Adaptado de Pradel HOV, Varella ALB - Laparotomias. In Gomes OM: Cirurgia Experimental. Sarvier, São Paulo, 1987, p. 223-230.

Após a descrição das diferenças entre as paredes abdominais, segue a descrição da laparotomia exploradora em cães.

Descrição do procedimento

1 Cão sob anestesia geral, com intubação orotraqueal e restrito à goteira cirúrgica em decúbito dorsal horizontal.

2 Tricotomia da região abdominal, anti-sepsia e colocação de campos operatórios esterilizados.

3 Laparotomia mediana. Iniciar 2 a 3cm distalmente ao processo xifóide, com extensão de no máximo 15cm. *A linha alba no cão é estreita e quase imperceptível, ao contrário do homem, em que existe uma faixa de tecido conjuntivo facilmente identificável.* **A laparotomia não deve se iniciar muito próximo ao processo xifóide.** O cão possui uma única cavidade pleural e seu músculo diafragma apresenta inserção relativamente baixa, na zona correspondente ao processo xifóide. A abertura acidental do diafragma acarreta pneumotórax, com colapso de ambos os pulmões. Caso o animal não esteja intubado e instalada a respiração mecânica, poderá falecer com certa rapidez em conseqüência da insuficiência respiratória aguda. O abdome deverá ser aberto por planos. Constitui erro técnico a abertura da parede em um único movimento. Cada plano deverá ser aberto sempre numa mesma extensão, pois se trata de erro técnico se os planos mais superficiais (pele e subcutâneo) tiverem extensão incisada superior aos planos mais profundos (plano musculoaponeurótico). Hemostasia.

4 Fixação de compressas esterilizadas às margens da ferida operatória.

5 Apreender o peritônio na porção média da incisão com duas pinças de Kocher, aplicadas paralelas entre si, guardando distância máxima de um centímetro. Tracionar ambas as pinças para cima, com o objetivo de afastar o peritônio parietal das estruturas anatômicas subjacentes.

6 Palpar o segmento de peritônio parietal delimitado pela aplicação das duas pinças, para certificar-se de que o referido plano não esteja espesso. Essa condição indicaria a apreensão inadvertida de estruturas anatômicas intracavitárias, e ocorreria o risco de se determinar a lesão delas, por ocasião da incisão do folheto parietal do peritônio. **Deve ser lembrado que no cão, diferentemente do ser humano, há gordura intraperitoneal junto à linha mediana.** Em geral, essas estruturas não impedem a visualização do campo operatório. Caso uma prega de gordura atrapalhe a cirurgia, ela poderá ser ressecada, com especial atenção para a hemostasia, pois tais pregas são irrigadas por vasos calibrosos.

7 Uma vez constatada a pouca espessura do peritônio, sempre se tracionando para cima as pinças de Kocher, incisar com o bisturi o segmento compreendido pelas duas pinças.

8 Com a tesoura de Mayo será completada a abertura do peritônio, agora sob visão direta.

9 Aplicar afastador auto-estático de Gosset. Verificar se as alças do afastador não estão apreendendo inadvertidamente alguma porção do intestino contra a face interna da parede abdominal.

10 O fechamento da parede deve ser feito por planos, com pontos separados de algodão 2-0. Sutura da aponeurose com pontos simples que englobem, de cada lado, porção significativa de tecido. Amarrar o fio e não seccionar o excesso, pois esse fio quando tracionado apresenta melhor as estruturas que serão envolvidas no próximo ponto. A distância entre um ponto e outro é tal que fique desenhado um quadrado, pelas entradas e saídas dos dois pontos consecutivos e que, evidentemente, aproxime com correção os lábios da aponeurose. Ao final de toda a sutura da aponeurose ressecar o excesso de fios, sem deixar cotos exuberantes de algodão (se isso acontecer eles funcionarão como "corpos estranhos"). Sutura da pele com pontos simples e fio de algodão 2-0, seguindo-se os mesmos princípios descritos acima.

7. GASTROENTEROANASTOMOSE

O objetivo de realização do modelo experimental de gastroenteroanastomose é estudarmos as operações fundamentais diérese, hemostasia e síntese e conhecer a sutura digestória em dois planos contínua.

As gastroenteroanastomoses consistem na união cirúrgica entre o estômago e o intestino delgado. Por envolver uma sutura gastrointestinal, a gastroenteroanastomose deve seguir as propriedades de hemostasia, continência e manutenção da co-adaptação.

A cirurgia a ser descrita será uma **gastrojejunostomia anisoperistáltica** com sutura em dois planos (a **total**, com função de hemostasia e impermeabilidade, e **a seromuscular**, para aposição da serosa nas primeiras semanas de cicatrização), seguindo-se a técnica de Lahey modificada.

A gastrojejunostomia é indicada na necessidade de ultrapassagem pilórica quando presente obstáculo ao esvaziamento gástrico (estenose por úlcera, câncer irressecável de antro ou canal pilórico), ou tumores duodenais ou pancreáticos obstruindo a segunda porção duodenal. Outra indicação é a drenagem gástrica associada à vagotomia, quando não puder ser praticada a piloroplastia ou a gastroduodenostomia.

Descrição do procedimento

Com o animal preparado – anestesia, tricotomia, assepsia realizadas – em decúbito dorsal, dá-se início à operação propriamente dita. Após disposição dos campos cirúrgicos realiza-se, inicialmente, uma laparotomia mediana como via de acesso aos órgãos intra-abdominais. Ao atingir-se o peritônio, segue-se a abertura da cavidade peritoneal e a fixação dos campos cirúrgicos às bordas da incisão e utilização de afastador de Gosset para melhor visualização dos órgãos intra-abdominais. Localiza-se, então, o estômago e se inicia a gastrólise, a qual consiste na desinserção do grande epíplon na grande curvatura do órgão. Esse procedimento deve envolver uma extensão de aproximadamente 10cm, sendo a

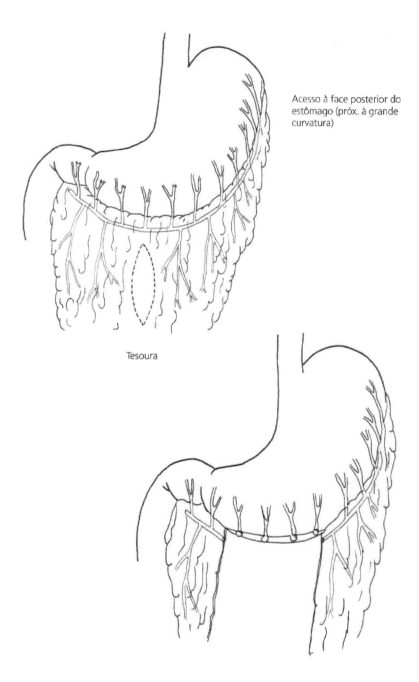

Figura 7.1 – Seleção da porção posterior gástrica de cerca de 10cm seguida da ligadura do grande omento.

boca anastomótica programada para cerca de 6cm. A anastomose será feita na face posterior do estômago, na grande curvatura, sendo disposta anteriormente ao cólon (anastomose pré-cólica). O segmento jejunal deve, então, ser reconhecido (mediante identificação da flexura duodenojejunal). Tradicionalmente, na gastrojejunostomia de Lahey, a alça jejunal é disposta no sentido isoperistáltico com o estômago; no entanto, nessa Lahey modificada a anastomose será anisoperistáltica (alça proximal à direita e alça distal à esquerda), sentido esse que aumenta o tempo de trânsito gastrointestinal potencializando a digestão e a absorção de nutrientes. A alça jejunal aferente deve ter, em média, 20cm e sua boca anastomótica, igualmente à gástrica, será de 6cm (Fig. 7.1).

Levada então a alça jejunal para o andar supramesocólico, em posição anisoperistáltica, é colocada a pinça de Abbadie, justapondo-se jejuno e estômago (como se pode observar na figura 7.2) e realizando-se pontos de fixação nas extremidades.

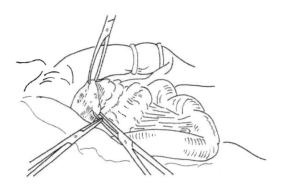

Figura 7.2 – Preparo para a colocação da pinça de Abbadie com justaposição de jejuno e estômago.

Na parte distal deve ser deixado cabo de 8cm reparado com pinça hemostática curva. Segue-se a sutura seromuscular posterior com agulha para sutura intestinal atraumática e cilíndrica com fio de categute 3-0 cromado. Essa sutura é contínua, do tipo Cushing (ponto em U contínuo horizontal), sendo realizada de 2 a 4mm da borda da serosa e englobando cerca de 5mm de tecido (Fig. 7.3).

Atenção deve ser dada à profundidade dos pontos no intestino, já que o ponto deve englobar a submucosa (única camada com reforço intrínseco), além da camada serosa e muscular da parede, a fim de ter força de sustentação. Caso a agulha possa ser vista através da parede do órgão, o ponto não será profundo o suficiente (Figs. 7.4 e 7.5).

Em seguida, é feita a abertura do estômago de cerca de 4cm restando 1cm em cada extremidade. A borda anastomótica é obtida com o uso de bisturi, junto às pinças de Abbadie (Fig. 7.6).

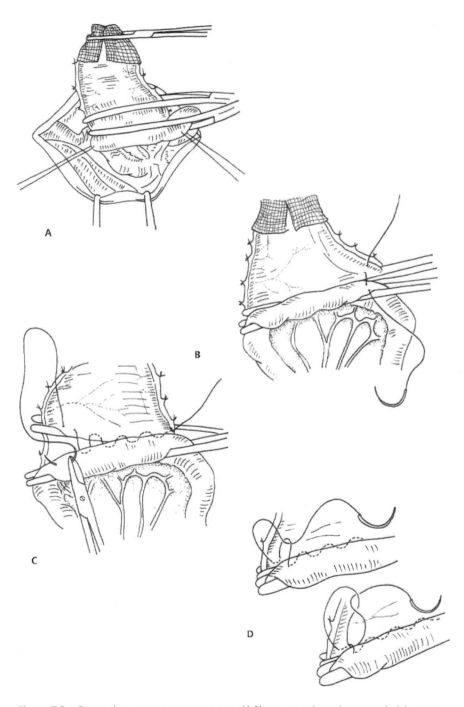

Figura 7.3 – Etapas da gastroenteroanastomose. A) Pinçamento do estômago e do jejuno para aproximação. B) Ponto inicial de sutura seromuscular posterior. C) Continuação da sutura de Cushing. D) Ancoragem da ponta do fio de sutura.

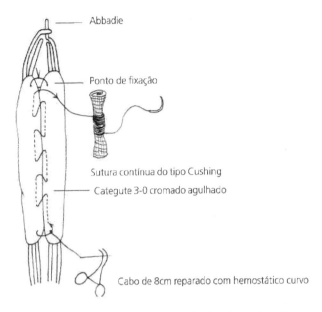

Figura 7.4 – Sutura seromuscular posterior após colocação das pinças de Abbadie. Esquema em detalhe da sutura seromuscular posterior de modo contínuo para dar prosseguimento às aberturas do estômago e jejuno.

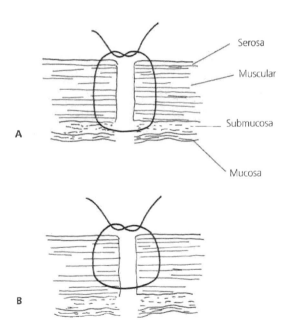

Figura 7.5 – Esquema mostrando a sutura seromuscular. **A)** Colocação correta de ponto seromuscular, atingindo a submucosa responsável pela resistência da parede. **B)** Ponto não posicionado na profundidade adequada, podendo acarretar lesão do tecido intestinal no momento do amarre.

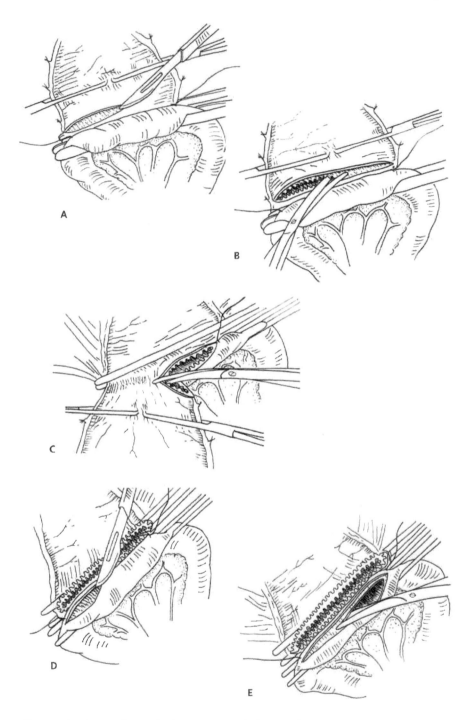

Figura 7.6 – Secção de parede do estômago e do jejuno. **A)** Secção seromuscular da parede gástrica posterior feita com bisturi. **B)** Secção da mucosa. **C)** Secção da parede anterior do estômago. **D)** Abertura da serosa da alça jejunal. **E)** Secção da mucosa do jejuno.

O próximo passo é a sutura em plano total (posterior e anterior) em chuleio simples, sendo a técnica contínua mais hemostática e rápida, com tensão melhor e igualmente distribuída por toda a anastomose. Iniciando-se a sutura total em uma extremidade, também com agulha atraumática e categute 3-0 cromado, realiza-se, nesse ponto, reparo, deixando cabo de 8cm preso à pinça hemostática reta. Ao término, faz-se a volta anterior, para ligação no cabo reparado com omento hemostático. Deve ser tomado cuidado para evitar tração excessiva, o que resultaria em estreitamento anastomótico. O tempo seguinte consiste na abertura e retirada da Abbadie para a sutura seromuscular anterior que volta cobrindo a sutura total e segue os padrões da sutura posterior, terminando-se com a ligação do fio de sutura ao cabo, com reparo de pinça curva. Para findar o processo, verifica-se a permeabilidade das bordas anastomóticas. Por último, recolocam-se as vísceras de volta à cavidade abdominal, posteriormente à retirada de todo o instrumental. Os campos fixados são soltos e poder-se-á seguir ao fechamento da incisão mediana, em princípio, suturando-se o tecido subcutâneo e peritoneal com pontos simples separados e fio inabsorvível e, ao final, com a sutura da pele do mesmo modo (Fig. 7.7).

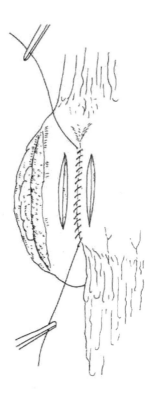

Figura 7.7 – Aspecto parcial da sutura seromuscular posterior e das aberturas do estômago e jejuno (visão a partir da gastrojejunostomia).

Os principais passos terminais das suturas da gastrojejunostomia anisoperistáltica pré-cólica são acompanhados nas figuras 7.8 e 7.9, demonstrando-se a sutura total gastrojejunal, seguida do fechamento seromuscular anterior e tendo-se por fim o aspecto pós-cirúrgico.

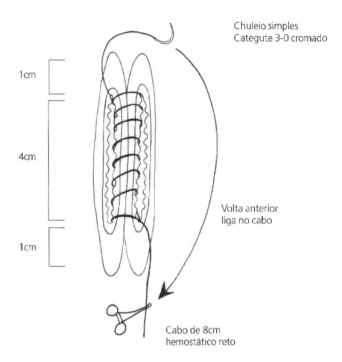

Figura 7.8 – União das bordas com sutura total em chuleio simples (visão a partir do interior das vísceras).

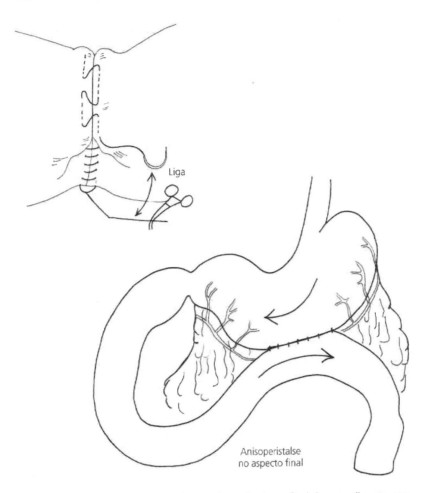

Figura 7.9 – Sutura seromuscular anterior realizada ao final do procedimento com aspecto anisoperistáltico.

8. RESSECÇÃO DE SEGMENTO DO INTESTINO DELGADO E ANASTOMOSE TÉRMINO-TERMINAL

O modelo experimental de ressecção de um segmento jejunal, com reconstrução de trânsito por meio de anastomose término-terminal, é realizado com o objetivo de estudar as operações fundamentais diérese, hemostasia e síntese, além de conhecer a sutura digestória em dois planos com pontos separados.

Noções de anatomia do intestino delgado

O intestino delgado estende-se desde o piloro até a válvula ileocecal. As alças do intestino delgado ocupam o maior volume da cavidade abdominal, Pode ser considerado um longo tubo (6-7 metros) com as funções digestória e absortiva. Para a realização de tais funções há diversas adaptações, entre elas a longa extensão, presença de válvulas coniventes, vilosidades e microvilosidades.

O intestino delgado pode ser dividido em três segmentos:

- Duodeno: primeiro segmento, mantém proximidade anatômica com o estômago, pâncreas e vias biliares. Recebe a abertura dos ductos biliar e pancreático. Seu suprimento sangüíneo provém do tronco celíaco e da artéria mesentérica superior.
- Jejuno: começa na flexura duodenojejunal (ângulo de Treitz).
- Íleo: ocupa aproximadamente os $3/5$ finais do intestino delgado.

O intestino delgado possui um mesentério de aproximadamente 20 a 25cm que o prende à parede posterior e no qual estão os vasos que chegam e saem do intestino.

O suprimento arterial é proveniente da artéria mesentérica superior que nasce na aorta ao nível de L1. A artéria mesentérica superior dispõe-se obliquamente na raiz do mesentério em direção à fossa ilíaca direita, enviando muitos ramos para o intestino. Essas artérias unem-se para formar alças ou arcos denominados arcadas arteriais. As arcadas vasculares emitem numerosas artérias (os vasos retos) que penetram diretamente (sem comunicações cruzadas) na parede intestinal. Não existe circulação colateral entre os vasos retos e seus ramos na superfície dos intestinos, proporcionando melhor suprimento de sangue oxigenado para a borda mesentérica quando comparado com a borda contra-mesentérica. Já as veias caminham junto com as artérias no mesentério, formando a veia mesentérica superior (que, junto com a veia esplênica, formará a veia porta) (Figs. 8.1, 8.2 e 8.3).

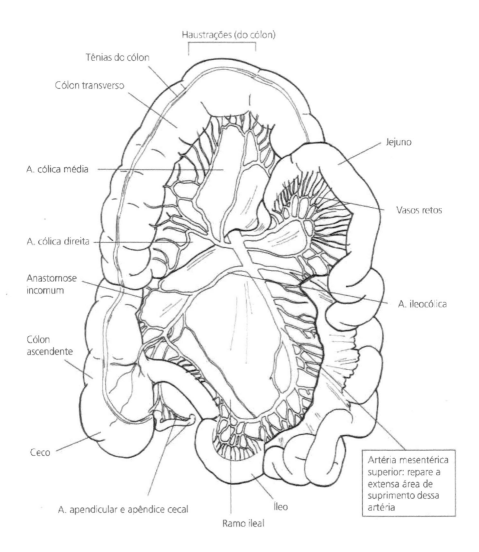

Figura 8.1 – Aspectos anatômicos do intestino.

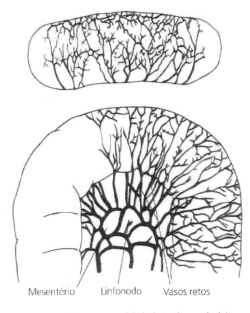

Figura 8.2 – Suprimento arterial do intestino e do jejuno.

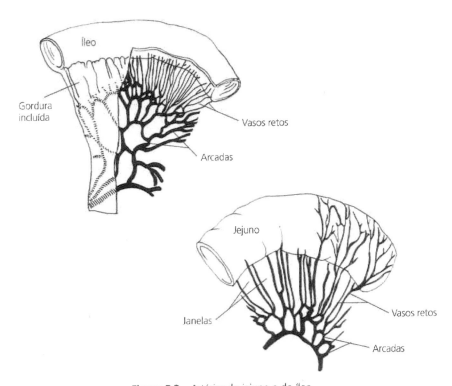

Figura 8.3 – Artérias do jejuno e do íleo.

O intestino delgado é facilmente exposto e mobilizado. As aderências de cirurgias anteriores são os principais obstáculos para a boa mobilização, mas no cão não se encontra tal dificuldade.

Descrição do procedimento

1 O acesso à cavidade abdominal será feito através de uma incisão mediana supra-umbilical.

2 Examine as alças intestinais e, passando-as entre seus dedos, é possível afastar o conteúdo do intestino e bloqueá-lo com a pinça de coprostase.

3 Incise uma área avascular do mesentério com uma tesoura de Metzenbaum.

4 Ligue os vasos do mesentério que irrigam a área que será ressecada.

5 Coloque duas pinças de forma oblíqua (poupando mais a borda mesentérica) em cada extremidade que será ressecada.

6 Seccione o intestino proximal e distal entre as duas pinças.

7 Alinhe as extremidades proximal e distal, girando as pinças para fora.

8 Faça a sutura em dois planos:
   a) o plano total com pontos separados, começando pela parte posterior (hemostasia da anastomose).
   b) o plano seromuscular com pontos contínuos (proteção da anastomose).

9 Verifique com os dedos a patência da anastomose.

10 Feche a brecha mesentérica (Fig. 8.4).

Observações:

- A colocação oblíqua das pinças é muito importante, pois, além de permitir que a anastomose da borda contra-mesentérica ocorra em tecido viável e vascularizado, também produz um discreto aumento do diâmetro funcional da anastomose.

- O fechamento da brecha mesentérica impede a entrada de uma alça intestinal nesse orifício (o que poderia causar uma hérnia interna). Deve-se ressaltar que os pontos do fechamento jamais devem englobar os vasos que enviam fluxo sangüíneo para a boca da anastomose, pois tais vasos têm um trajeto paralelo e próximo às referidas bordas.

- A pinça de coprostase é um instrumento traumático e serve para bloquear o conteúdo intestinal, ela jamais deve englobar a raiz mesenterial, pois pode traumatizar os vasos sangüíneos e prejudicar a nutrição intestinal.

RESSECÇÃO DE SEGMENTO DO INTESTINO DELGADO E ANASTOMOSE TÉRMINO-TERMINAL

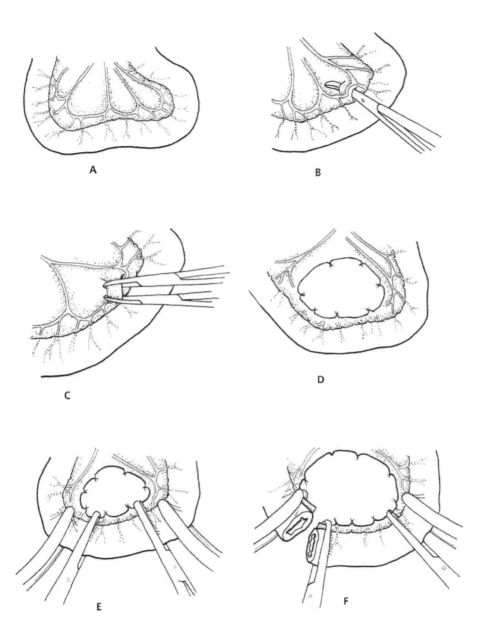

Figura 8.4 – Seqüências de uma ressecção e anastomose intestinal. Enteroanastomose término-terminal – **A)** Pesquisa e identificação da alça a ser ressecada; **B** e **C)** ligadura e secção dos vasos mesentéricos relativos à alça que vai ser ressecada; **D)** esvaziamento da alça; **E)** uso de pinças intestinais no limite da zona vascular e coprostasia com pinças de Kelly; **F)** secção da alça com bisturi.

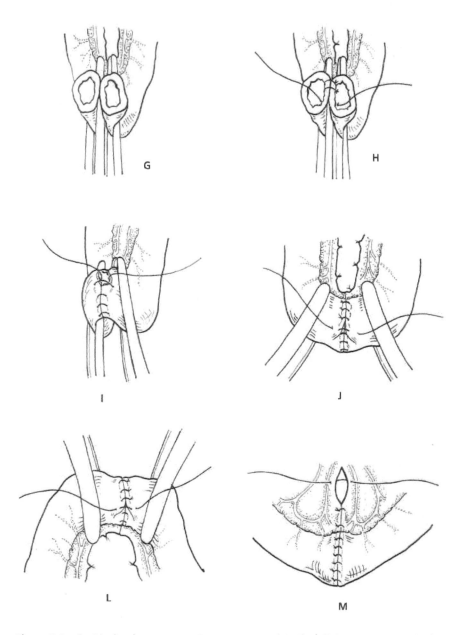

Figura 8.4 – Seqüências de uma ressecção e anastomose intestinal. Enteroanastomose términoterminal (*continuação*) – **G**) aproximação das extremidades intestinais; **H**) sutura total posterior com pontos separados simples; **I**) sutura total anterior com alça para fora e nós para dentro com pontos separados simples; **J**) e **L**) sutura seromuscular anterior e posterior; **M**) fechamento da brecha.

9. APENDICECTOMIA

O objetivo de se executar um modelo experimental de apendicectomia é conhecer as suturas digestórias "em bolsa" e seromuscular contínua e invaginante.

Apendicectomia é a cirurgia de retirada do apêndice, uma bolsa alongada e cega presa ao ceco (na verdade, no cão, trata-se de retirada de parte do ceco). Quando agudamente infectado, é removido para se evitar a peritonite. No homem, o apêndice relaciona-se com o omento maior, a parede abdominal ou as dobras do íleo terminal. A base do apêndice vermiforme localiza-se na união das tênias, na parte póstero-medial do ceco, a cerca de 1,7cm da extremidade do íleo (Fig. 9.1).

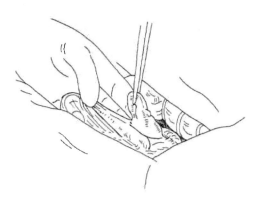

Figura 9.1 – Exposição do apêndice no homem.

O apêndice possui um meso que se origina no lado posterior do mesentério do íleo terminal e se insere no ceco e apêndice proximal. Pelo mesoapêndice, a artéria apendicular atinge o órgão, que é proveniente da artéria ileocólica, ramo da artéria ileocólica ou de uma artéria cecal. A veia apendicular acompanha a artéria no mesoapêndice e junta-se às veias cecais para formar a veia ileocólica.

O cão não possui apêndice vermiforme como os seres humanos. Sobre o íleo terminal, encontra-se uma redundância do ceco que pode ser utilizada como modelo para a execução e o treinamento da apendicectomia.

Descrição do procedimento em humanos

1 O acesso à cavidade é obtido por meio da laparotomia de McBurney.
2 Levante o peritônio e incise-o com um bisturi ou uma tesoura; a seguir, prolongue a abertura com os dedos e coloque os afastadores.
3 Localizado o apêndice e seu meso, reintroduza o ceco na cavidade abdominal.
4 Isole o apêndice de suas inserções no intestino e realize a hemostasia.
5 Coloque duas pinças na base do apêndice, ligue-a com categute cromado.
6 Faça uma sutura em bolsa (seromuscular contínua e não ancorada) para invaginar o coto.
7 Seccione o apêndice entre a pinça e a ligadura de categute, invagine o coto do apêndice e aperte os pontos em bolsa.
8 Irrigue e feche a parede por planos com categute ou pontos sintéticos absorvíveis.

Incisão de McBurney

Incisão da aponeurose do músculo oblíquo externo (respeitando a disposição das linhas de suas fibras). Com uma pinça de Kelly divulsione as fibras do músculo oblíquo interno e do músculo transverso e coloque dois afastadores de Richardson. Se houver um espesso estroma de gordura pré-peritoneal, deverá ser deslocado lateral ou medialmente para revelar o peritônio (Fig. 9.2).

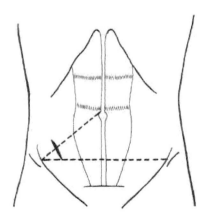

Figura 9.2 – Localização da incisão de McBurney.

Descrição do procedimento em cães

1. O acesso à cavidade abdominal será através de laparotomia mediana (Fig. 9.3 A e B).
2. Identifique o ceco e sua redundância (apêndice cecal) com a vascularização característica (Fig. 9.3 C e D).
3. Exponha o íleo terminal e o ceco para fora da incisão cirúrgica (Fig. 9.3 E).
4. Ligue os vasos que saem do íleo e se dirigem para a redundância cecal (Fig. 9.3 F, G e H).

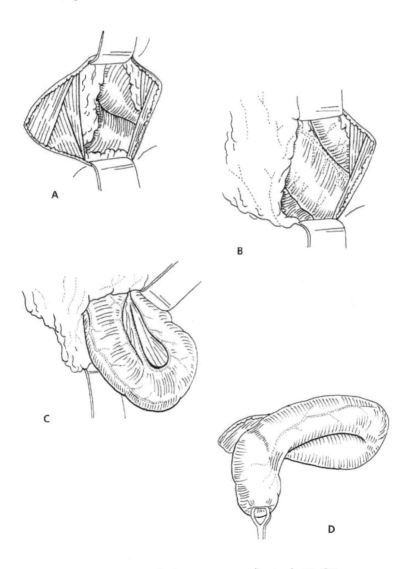

Figura 9.3 – Seqüência de passos na apendicectomia em cães.

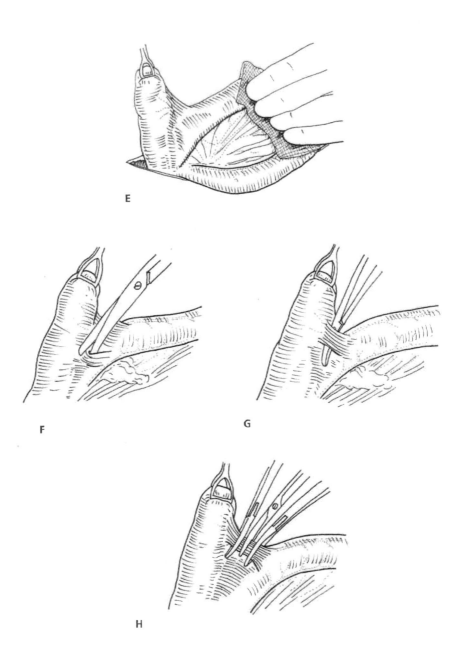

Figura 9.3 – Seqüência de passos na apendicectomia em cães (*continuação*). Passos 1 a 4 (vide texto).

5 Após isolar a porção que será ressecada, execute sutura seromuscular contínua em bolsa ao redor da base do "apêndice" (Fig. 9.4 A e B).
6 Remova a redundância cecal (Fig. 9.4 C a F).
7 Invagine a base seccionada e amarre os pontos (Fig. 9.4 G e H).

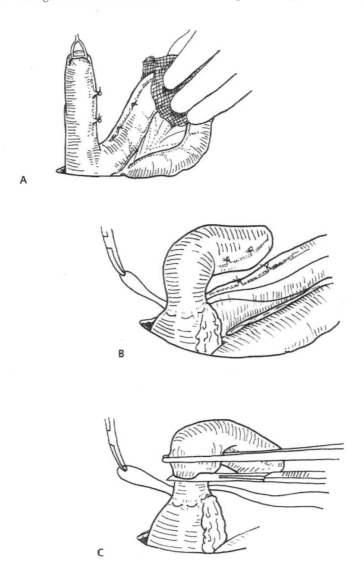

Figura 9.4 – Visualização do procedimento cirúrgico em cães (intra-operatório). **A)** apresentação do apêndice; **B)** sutura em bolsa na base do apêndice; **C)** tração dos fios e pinçamento.

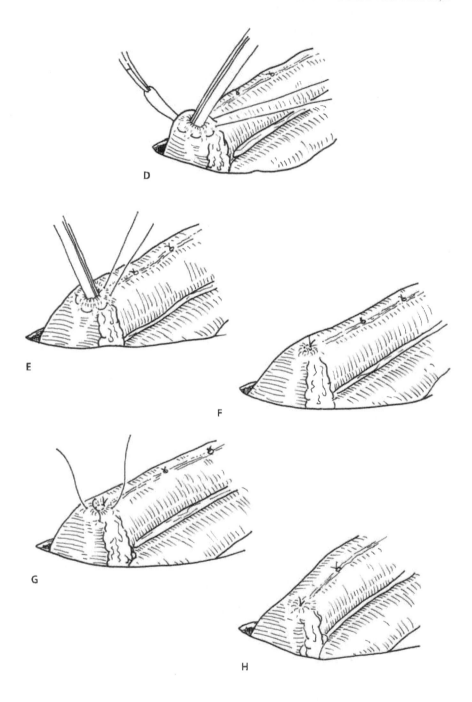

Figura 9.4 – Visualização do procedimento cirúrgico em cães (intra-operatório) (continuação). **D**) tração dos fios e pinçamento do coto apendicular; **E**) sepultamento do coto e tração da bolsa; **F**) ajuste da bolsa e nó final; **G**) ponto em Z seromuscular; **H**) ajuste final do ponto Z.

Observação:

Todos os instrumentos que entrarem em contato com a parte interna do intestino durante o ato cirúrgico devem ser separados dos outros instrumentos, campos cirúrgicos e equipamentos limpos.

10. JEJUNOSTOMIA À WITZEL

A execução de um modelo experimental de jejunostomia visa a estudar a sutura seromuscular em mais detalhes.

Jejunostomia é uma incisão feita no jejuno que permite a introdução de um tubo sintético com o intuito de criar uma via para alimentar o paciente ou drenar a luz do jejuno com o objetivo de descomprimi-la. Uma das extremidades do tubo é exteriorizada através da pele. Pode ser usada quando há uma lesão no estômago (por exemplo, tumor) que impeça a alimentação normal do indivíduo.

Descrição do procedimento

1 A laparotomia mediana é usada como via de acesso.
2 Selecione uma alça de jejuno proximal (a cerca de 15cm do ligamento de Treitz).
3 Faça uma pequena incisão na parede do jejuno, introduza o cateter e suture em bolsa (seromuscular contínua, não ancorada) com categute cromado e aperte em torno do cateter (Fig. 10.1 A e B).
4 Realize um túnel seromuscular de aproximadamente 5cm de comprimento com pontos separados (fio de seda) (Fig. 10.1 C).
5 Após a incisão na parede abdominal, coloque o cateter (lembrando que o cateter não deve ser exteriorizado na cicatriz da laparotomia mediana) (Fig. 10.2).
6 Fixe o cateter na pele.
7 Feche a parede abdominal, respeitando os planos.

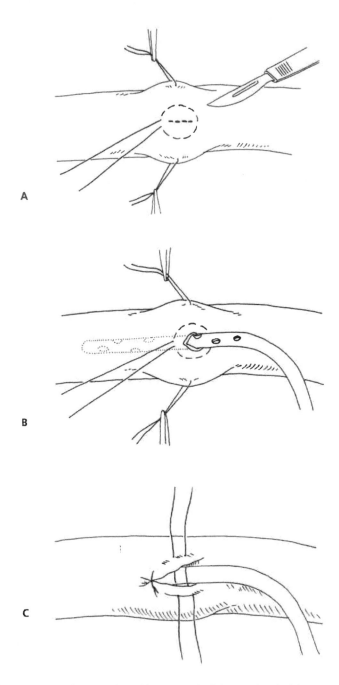

Figura 10.1 – Jejunostomia – **A**) pequena incisão na alça do jejuno proximal; **B**) introdução de cerca de 20cm da sonda multiperfurada, no sentido do peristaltismo; **C**) depois do fechamento da sutura em bolsa, aplicam-se pontos seromusculares (de cada lado da sonda), em uma extensão aproximada de 6 a 8cm, com fio monofilamentar de nylon 4.0, em agulha atraumática, para o sepultamento da sonda, constituindo-se um túnel seromuscular.

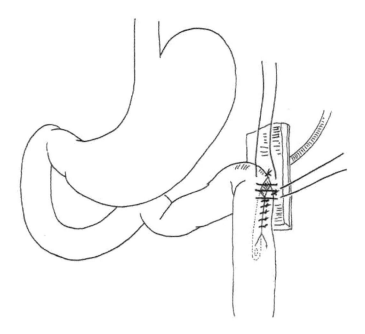

Figura 10.2 – Jejunostomia: fixação dos pontos na parede.

11. GASTROSTOMIA À STAMM

A execução desse modelo visa a complementar o estudo da sutura em bolsa seromuscular.

Gastrostomia é uma incisão feita no estômago, que permite a introdução de um tubo sintético, com o intuito de criar uma via para alimentar o paciente. Uma das extremidades do tubo é exteriorizada através da pele.

Descrição do procedimento

1 A via de acesso utilizada é a laparatomia mediana supra-umbilical.

2 Localize o estômago e, com uma pinça de Babcock ou Allis, traga-o até a ferida cirúrgica.

3 Faça uma sutura em bolsa (seromuscular contínua, não ancorada) no local onde será introduzido o cateter (Fig. 11.1 A).

4 Dê uma pequena incisão (0,5cm de comprimento) no centro da sutura em bolsa (Fig. 11.1 B).

5 Introduza o cateter (Folley 18–22 com balão) e infle o balão (Fig. 11.1 C). Também pode ser utilizado o dreno de Pezzer (Fig. 11.2).

6 Amarre fortemente a sutura em bolsa em volta do cateter (Fig. 11.1 D).

7 Fixe o cateter na pele (Fig. 11.1 E e Fig. 11.3).

8 Feche a parede abdominal por planos.

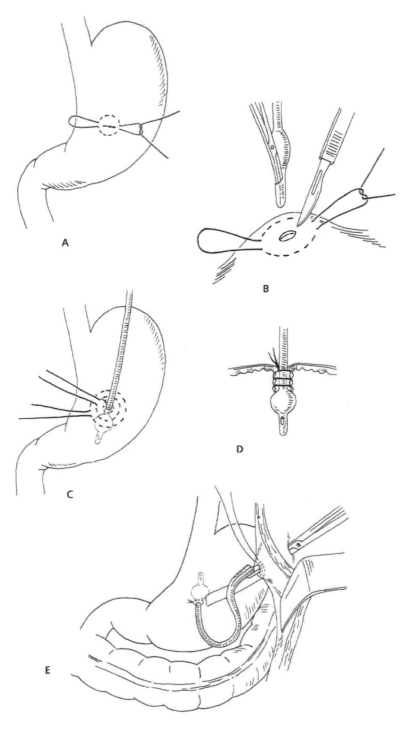

Figura 11.1 – Seqüência de passos na gastrostomia à Stamm.

GASTROSTOMIA À STAMM

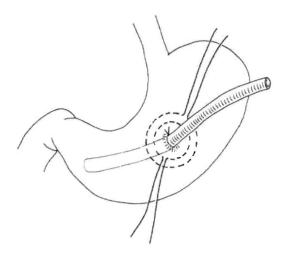

Figura 11.2 – Gastrostomia – disposição das suturas – dreno de Pezzer.

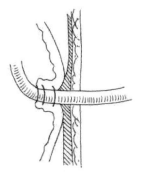

Figura 11.3 – Gastrostomia: corte sagital. Fixação à parede abdominal.

12. SUTURAS DE PELE

Fechamento de pele

A realização de sutura para o fechamento de incisões ou ferimentos da pele visa a evitar infecção, obter resultado estético satisfatório e promover cicatrização da ferida com maior rapidez. A sutura da pele com cicatrização ideal traz satisfação ao paciente e faz parte de um ato cirúrgico bem-sucedido.

O bom aspecto visual e funcional da cicatriz depende de uma sutura correta e deve atender aos seguintes aspectos:

1 A entrada da agulha deve ser perpendicular à pele (Fig. 12.1 A).

2 A quantidade de pele englobada em ambas as bordas deve ser a mesma a fim de se conseguir co-adaptação adequada.

3 A aproximação ideal depende de alinhamento nos eixos vertical e horizontal da incisão, evitando-se excesso ou colabamento de pele ao redor da ferida.

4 A colocação dos pontos também depende da espessura da pele, sendo que, quanto mais grossa for, mais calibroso deve ser o fio e maior a pegada.

5 A força tênsil suficiente é alcançada com pontos não muito apertados, pois estes podem causar necrose cutânea, mau resultado estético e aumento de tecido cicatricial, nem muito frouxos, já que deixam um espaço para o crescimento de tecido cicatricial entre as bordas cutâneas. Os pontos ideais permitem a passagem da ponta de uma pinça de Halsted sob o fio com facilidade (Fig. 12.1 B e Fig. 12.2).

6 O fechamento do espaço morto, abaixo do plano cutâneo, merece atenção por ser local de ocorrência de deiscências, infecções e aderências (Fig. 12.3).

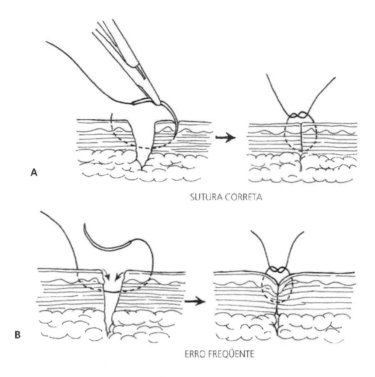

Figura 12.1 – **A**) Maneira correta de se fazer a sutura: agulha penetrando perpendicularmente com a mesma quantidade de pele englobada dos dois lados. **B**) Erro mais freqüente: ponto pouco profundo com tensionamento da pele.

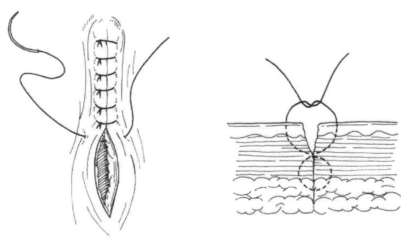

Figura 12.2 – Sutura com pontos simples separados, justamente amarrados, mas não apertados.

Figura 12.3 – Sutura para eliminar espaço morto, com fechamento profundo (parte da derme e subcutâneo) e sutura superficial (dermo-epiderme).

Para um resultado ainda mais estético devem-se seguir as linhas de força de Langer, ou as linhas de Kraissl que representam um conceito mais recente. Essas linhas correspondem às áreas de menor tensão da superfície corporal, quando da realização de incisões e suturas da pele. As figuras 12.4 e 12.5 correspondem às linhas de Kraissl nas faces anterior e posterior do homem.

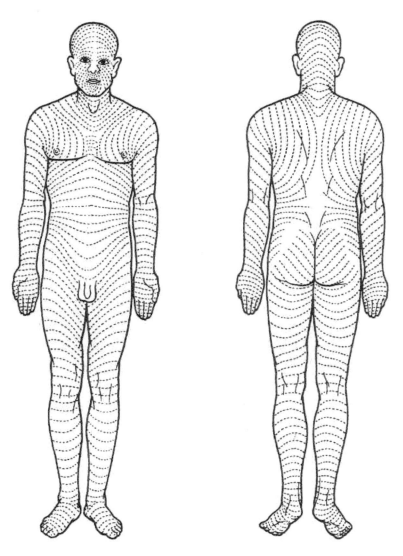

Figura 12.4 – Linhas de Kraissl na face anterior do corpo humano*.

Figura 12.5 – Linhas de Kraissl na face posterior do corpo humano*.

* Adaptadas de Goffi FS – Técnica Cirúrgica: Bases Anatômicas, Fisiopatológicas e Técnicas da Cirurgia. 4ª ed., Atheneu, Rio de Janeiro, 2001.

Uma cicatrização inadequada, conseqüentemente com maior probabilidade de deiscência, ocorre, na maioria das vezes, devido à tensão excessiva, à retirada prematura dos pontos, a deficiências nutricionais, a doenças degenerativas e do colágeno, à presença de infecção, coágulos, seroma, material sintético, a medicamentos ou a erro cirúrgico. Além das deiscências, outras complicações em suturas de pele são as cicatrizes hipertróficas e alargadas, quelóides, ou com coloração alterada (Fig. 12.6).

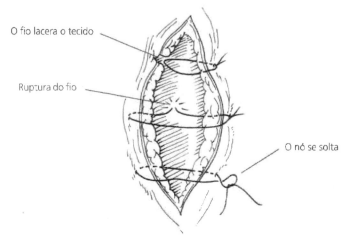

Figura 12.6 – Principais causas de ocorrência de deiscência em feridas cirúrgicas ou traumáticas.

Materiais para a síntese cirúrgica das incisões e feridas da pele

Podemos realizar a síntese dos ferimentos da pele utilizando-se pontos cirúrgicos com fios ou grampos metálicos, assim como fitas ou colas adesivas. No curso de graduação dá-se privilégio à utilização de porta-agulhas, agulhas e fios. Inicialmente, vale ser lembrado que as agulhas usadas nas suturas de pele devem ser, preferencialmente, as atraumáticas (isto é, as que possuem o fio montado) e as triangulares (que possuem uma ponta cortante capaz de penetrar a pele) (Fig. 12.7).

Quanto aos fios utilizados para fechamento da pele, preconizam-se os inabsorvíveis porque promovem cicatrização mais estética por desencadearem menor reação nos tecidos. No entanto, conforme a sutura utilizada, determinado fio é mais indicado, assim temos:

1. sutura com pontos separados pelo método percutâneo: uso de fios inabsorvíveis monofilamentares como o náilon (que causam menor resposta inflamatória e são mais resistentes à infecção) ou de fios do tipo poliglicólico;
2. suturas com pontos intradérmicos (subcutâneos): utilização de fios absorvíveis derivados do ácido poliglicólico ou de fios inabsorvíveis.

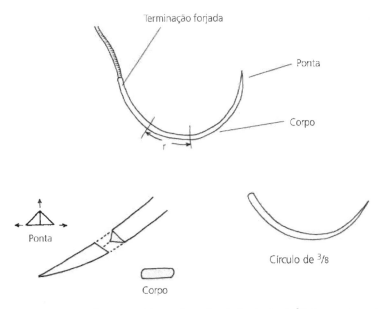

Figura 12.7 – Agulha atraumática e triangular. A de círculo de ³/₈ é uma das mais usadas em suturas de pele.

O diâmetro do fio também é importante nas suturas de pele, pois quanto mais fino melhor o resultado estético. Desse modo, na face, em geral, usam-se fios 5-0 ou 6-0, no tronco e extremidades são utilizados fios mais grossos, com maior força tênsil como o 3-0, e, nas mãos, as suturas são feitas com fio 4-0 ou 5-0.

Comparando-se as suturas percutâneas com as intradérmicas obtém-se, no segundo tipo de sutura, uma melhor aparência estética, além da facilidade de não retirar os pontos. Por outro lado, o fechamento com pontos intradérmicos requer mais tempo.

Suturas de pele

As suturas de pele podem ser feitas em um ou mais planos, dependendo da profundidade e espessura das suas margens. Nas suturas em um plano único pode-se realizar a eversão das margens, penetrando a agulha próxima à margem na superfície e com fio afastando-se na profundidade, com a finalidade de se evitar a contaminação por microorganismos da superfície cutânea (Fig. 12.8).

Por outro lado, a sutura em inversão, feita com agulha penetrando e saindo longe das margens e a alça profunda próxima às margens, é útil na necessidade de obtenção de sulco visível (Fig. 12.9).

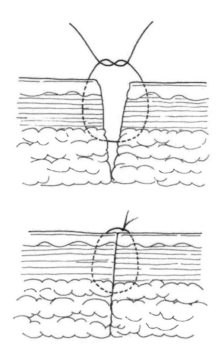

Figura 12.8 – Tipo de sutura para eversão das margens, com a alça do fio próxima às margens na superfície e se afastando na profundidade.

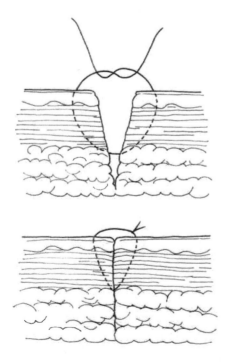

Figura 12.9 – Tipo de sutura para obtenção da inversão das margens. A agulha penetra longe das margens e a alça profunda próxima às margens.

Em geral, a agulha deve ser introduzida próxima às margens da ferida, assim como deve ocorrer na sua saída, o que evita marcas permanentes sobre a superfície cutânea, em especial, no caso de retirada tardia dos pontos.

Como opção de sutura percutânea que oferece bom resultado estético utilizam-se, muitas vezes, os pontos simples separados, como na técnica apresentada na figura 12.10, em que a agulha penetra na pele perpendicularmente à incisão, a cerca de 0,5cm, passando pelo tecido subcutâneo e saindo de forma simétrica do lado oposto. A distância entre os pontos deve ser de cerca de 1cm e os nós cirúrgicos devem ser amarrados sem apertar demais e dispostos lateralmente à incisão.

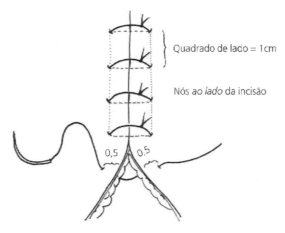

Figura 12.10 – Técnica de pontos simples separados. Notar o espaçamento de 0,5cm das margens da ferida cirúrgica e o deslocamento lateral dos nós dos pontos dados.

Outro tipo de sutura bastante comum é a de pontos separados em U vertical (pontos de Donati) que objetiva, além da aproximação das bordas da ferida, realizar a hemostasia dos pontos sangrantes. Os pontos de Donati utilizam a técnica de fechamento "perto-longe" para aproximar intimamente a camada superficial epidérmica da pele e minimizar, ao mesmo tempo, a tensão nas bordas da ferida. Esses pontos são colocados verticalmente ou em ângulo reto à incisão. A agulha deve penetrar a 0,5cm da abertura da pele, englobando a epiderme e deixando um restante de fio livre nesse ponto. Segue-se a saída simétrica do fio pelo outro lado da ferida para reintrodução da agulha desse mesmo lado, mas a uma menor distância da incisão, próxima à borda incisional. A próxima saída do fio também é simétrica ao ponto mais próximo da ferida e volta ao lado em que a sutura foi iniciada, devendo, então, ser feito o amarre dessa extremidade à ponta de fio que permanece livre inicialmente. Mais uma vez os nós devem ser dados não sobre, mas lateralmente à incisão, e os pontos devem ter distância aproximada de 1cm, como se tem demonstrado (Fig. 12.11).

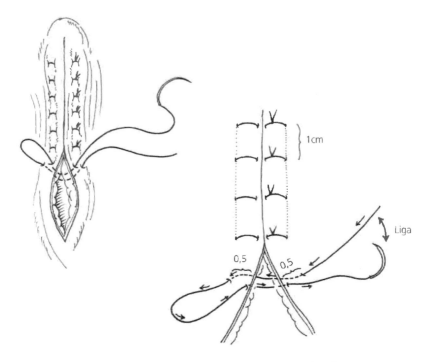

Figura 12.11 – Sutura com pontos separados verticais em U, conhecida como pontos de Donati.

Quanto à sutura intradérmica, o chuleio contínuo é muito utilizado devido ao excelente aspecto estético que oferece. A técnica, mostrada nas figuras 12.12 e 12.13, consiste na introdução de agulha em uma das extremidades da incisão, de fora para dentro, não se amarrando a linha de sutura, mas reparando-se essa extremidade livre do fio de modo a não tracioná-la. A sutura corre na horizontal, continuamente, até atingir a outra extremidade da incisão na qual se completa o fechamento cutâneo, após todo o trajeto intradérmico, com agulha passando de dentro para fora da pele, pinçando-se o fio. As duas pinças são então tracionadas em direções opostas, apertando-se o fio e aproximando as bordas cutâneas. As extremidades dos fios são cortadas a 2cm do final da incisão e presas à pele com fita adesiva. Após sete dias, essas extremidades são cortadas junto à superfície cutânea sem que se utilizem nós.

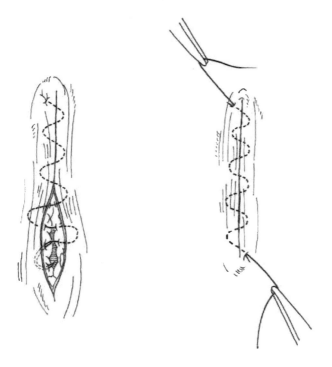

Figura 12.12 – Modo de fechamento de suturas intradérmicas: com sepultamento dos nós ou das extremidades do fio para fora da ferida, respectivamente.

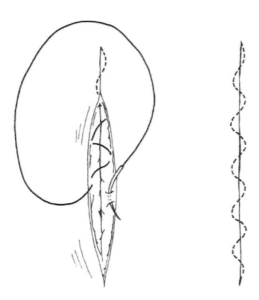

Figura 12.13 – Aspecto final do fio de sutura ocultado pela sutura intradérmica.

Por fim, em suturas de pele que contrariam as linhas de força, podem-se usar técnicas que transformam a direção reta em traçado irregular em ziguezague com uma cicatriz mais dissimulada e com algumas cicatrizes que se orientam conforme essas linhas citadas, evitando-se, assim, cicatrizes deprimidas, alargadas ou retraídas. Uma dessas técnicas é a **zetaplastia**, observada na figura 12.14, com traçado de incisão possuindo uma linha central, correspondente à direção da própria ferida, e dois braços laterais, penetrando a pele sã, de mesmo comprimento que a linha central e com uma angulação de 60 graus em relação a ela (ângulo esse que oferece a maior porcentagem de alongamento possível). Obtendo-se, então, essa abertura da pele em Z, parte-se para a sutura na qual os dois retalhos triangulares, resultantes das incisões, são transpostos e unidos aos pontos opostos. Essa sutura pode ser feita com pontos simples.

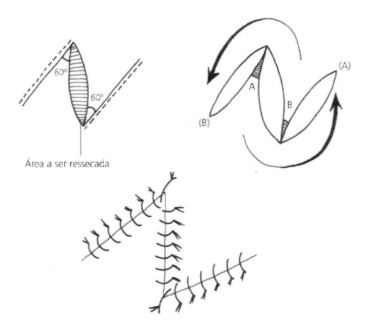

Figura 12.14 – Zetaplastia única usada com o objetivo de corrigir áreas de cicatrização inadequada.

13. DRENAGEM DO TÓRAX

NOÇÕES DE ANATOMIA DO TÓRAX DO CÃO

A cavidade torácica canina tem a forma de um cone truncado de base posterior e levemente plano lateralmente; o seu limite posterior são as vértebras, o anterior o esterno, que é segmentário, e as cartilagens das costelas esternais; lateralmente encontram-se as costelas (Fig. 13.1).

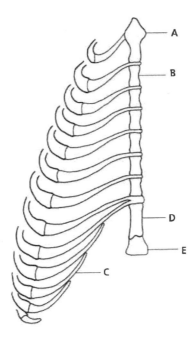

Figura 13.1 – Noções de anatomia da caixa torácica do cão: **A)** manúbrio; **B)** segmentos do esterno; **C)** cartilagem costal; **D)** processo xifóide; **E)** cartilagem xifóide.

85

Os músculos torácicos podem ser divididos em quatro principais grupos – 1. os que intervêm na mecânica respiratória: intercostais internos e externos, elevador das costelas, serrátil dorsal anterior e posterior; 2. os que conectam os membros no tórax: trapézio torácico, grande dorsal, rombóide torácico, peitoral superficial e profundo, e serrátil ventral; 3. os que intervêm na mecânica da coluna vertebral: costal longo, dorsal longo, multífido dorsal, intertransversos, interespinhais e rotadores; 4. e por último, os que têm inserção nas paredes ósseas como os músculos abdominais (Fig. 13.2).

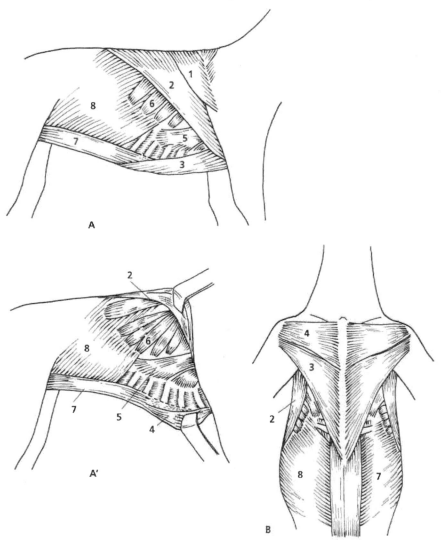

Figura 13.2 – Músculos do tórax do cão: **A** e **A'** – face lateral direita; **B** – face ventral; **1**. trapézio; **2**. grande dorsal; **3**. peitoral profundo; **4**. peitoral superficial; **5**. serrátil ventral; **6**. serrátil dorsal; **7**. reto-abdominal; **8**. oblíquo externo. (Adaptado de Gomes, OM – *Cirurgia Experimental*. Sarvier, São Paulo, 1978.)

A inervação da parede torácica se dá pelos ramos torácicos dos nervos espinhais e do plexo braquial. A sua irrigação deriva das artérias intercostais, que são ramos da aorta, das artérias torácicas internas e externas, subcostais e acromiotorácicas, que são ramos das artérias umerais.

O músculo diafragma forma a parede posterior, é o principal músculo respiratório e separa a cavidade abdominal da torácica. A parede anterior é limitada pela 1ª vértebra dorsal, 1º par de costelas e esterno.

O revestimento externo é composto pelas fáscias profunda e superficial, que inclui o panículo carnoso, o músculo cutâneo e a pele e seus anexos.

O conteúdo da cavidade torácica inclui os pulmões e o mediastino. O mediastino está localizado na região central da cavidade e engloba: coração, aorta torácica, artéria e veias pulmonares, tronco venoso braquiocefálico, cava anterior, veias ázigos, nervos vagos e frênico esquerdo, simpático torácico, traquéia, brônquios e esôfago torácico, veia cava posterior e frênico direito.

DRENAGEM DE TÓRAX

O animal deve estar sob anestesia geral, com intubação orotraqueal e restrito à goteira cirúrgica em decúbito lateral direito ou esquerdo. É realizada tricotomia da região lateral do tórax, anti-sepsia e colocação dos campos cirúrgicos que devem ser fixados à pele.

A partir da 13ª costela deve ser identificado o 5º ou 6º espaço intercostal e a região deve ter todos os seus planos infiltrados (pele, tecido subcutâneo, músculos e pleura) com anestésico local. A incisão deve ser de 2cm sempre próxima à borda superior da costela do espaço escolhido, pois abaixo das costelas se encontram os vasos e nervos intercostais (Fig. 13.3).

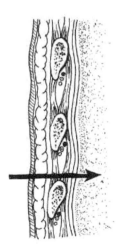

Figura 13.3 – Referência da borda superior da costela inferior para penetrar na cavidade pleural.

O tecido subcutâneo, músculos intercostais e pleura parietal devem ser divulsionados com uma pinça de Kelly. Segue-se a exploração digital da cavidade torácica à procura de aderências ou vísceras contíguas.

A ogiva da sonda de Pezzer deve ser pinçada com pinça de Crile, sua extremidade livre deve ser tracionada e enrolada em torno da pinça (Fig. 13.4). Dessa forma, o dreno é introduzido a partir da incisão; o cirurgião limita, com o dedo indicador, a porção do dreno a entrar na cavidade.

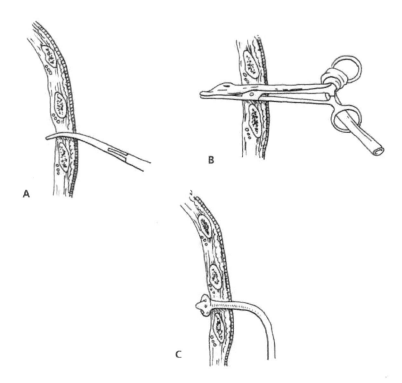

Figura 13.4 – Introdução do dreno flexível: **A**) entrada na cavidade pleural; **B**) introdução da sonda de Pezzer montada em pinça hemostática (Crile); **C**) posicionamento da sonda de Pezzer.

Em casos de uso de dreno tubular multiperfurado, sua introdução deve ser no sentido posterior e superior (Fig. 13.5). Antes de soltar o dreno, a extremidade é ocluída com uma pinça hemostática, solta-se o dreno com cuidado, em seguida o dreno é conectado ao sistema de válvula de selo d'água. Depois de conectado, é retirada a pinça e deve ser verificado se ocorre oscilação da coluna líquida.

O dreno é fixado com pontos separados na pele de modo a deixá-la frouxa, evitando isquemia. Com a porção distal do mesmo fio utilizado, amarra-se o dreno (Fig. 13.5 D, E e F).

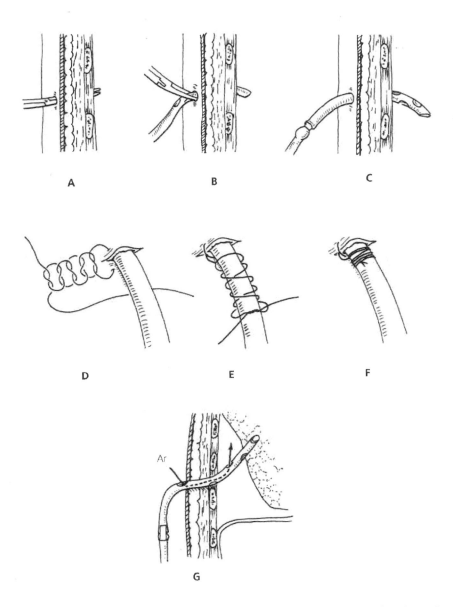

Figura 13.5 – Introdução de dreno tubular multiperfurado: **A)** tunelização da parede após secção da pele; **B)** introdução do tubo multiperfurado; **C)** posicionamento final; **D)** dá-se um ponto simples na pele, aproximando as bordas em torno do tubo; **E)** dão-se vários seminós entrelaçando em torno do tubo; **F)** confecção dos seminós finais; **G)** cuidado para não deixar nenhum dos furos do dreno externamente, pois pode provocar a entrada de ar na cavidade pleural.

No frasco de drenagem é marcado o nível líquido e o horário para avaliação do material drenado (Fig. 13.6).

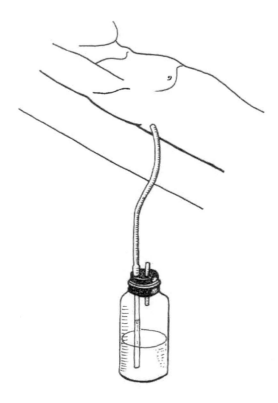

Figura 13.6 – Posição do tubo de drenagem mergulhado na água do frasco graduado (o frasco de dreno deve estar sempre num nível abaixo da região drenada).

A figura 13.7 resume a seqüência da drenagem de tórax no cão.

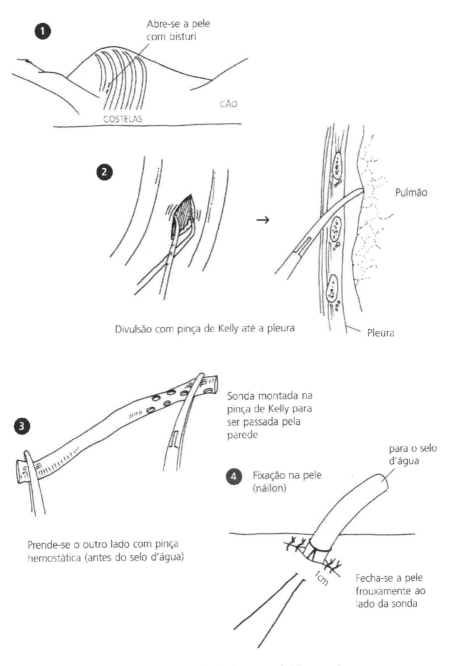

Figura 13.7 – Seqüência da drenagem de tórax no cão.

14. TRAQUEOSTOMIA

Descrição do procedimento

Para o procedimento o cão deve estar restrito à goteira cirúrgica sob anestesia geral e intubação orotraqueal. Em seguida é realizada a tricotomia da região cervical anterior e anti-sepsia. O passo seguinte é a colocação dos campos cirúrgicos que são presos à pele por pontos, delimitando a região. Identificam-se, por palpação, estruturas como laringe, cartilagem tireóide e cricóide; a incisão cutânea é mediana e longitudinal e se inicia na cartilagem cricóide estendendo-se por mais ou menos 3cm no sentido caudal. Realizar hemostasias dos pontos sangrantes. A pele é separada por dois afastadores de Farabeuf.

O próximo passo é a identificação dos músculos pré-tireoidianos. Se não houver rafe mediana, deve-se fazer uma solução de continuidade no plano muscular, e afastar os músculos pré-tireoideanos para dissecção das fáscias pré-traqueal e traqueal (Fig. 14.1).

Depois de identificar a traquéia, a membrana interanelar é anestesiada com anestésico local para evitar reação de tosse com a manipulação da mucosa traqueal. É feita incisão da membrana interanelar, no sentido transversal, de aproximadamente 1cm e, em seguida, a abertura da via aérea é completada com incisão longitudinal, formando-se a abertura em cruz ou pode ser retirado um segmento da traquéia. A hemostasia deve ser rigorosa para evitar que o sangue atinja o interior da traquéia (Fig. 14.2).

Após a remoção do tubo traqueal, a cânula de traqueostomia, com mandril, é introduzida pela incisão na parede anterior da traquéia, encaixada inicialmente no sentido cranial; depois que a extremidade livre da cânula com mandril ultrapassar a luz traqueal, é realizada rotação de 180° para que o sentido passe a ser caudal e, assim, é introduzido o restante da cânula. Deve-se tomar cuidado para não lesionar os tecidos ou fazer um falso trajeto. Retira-se o mandril. Desse ponto até a fixação da cânula com cadarço. A manutenção da posição da cânula é função do assistente (Fig. 14.3).

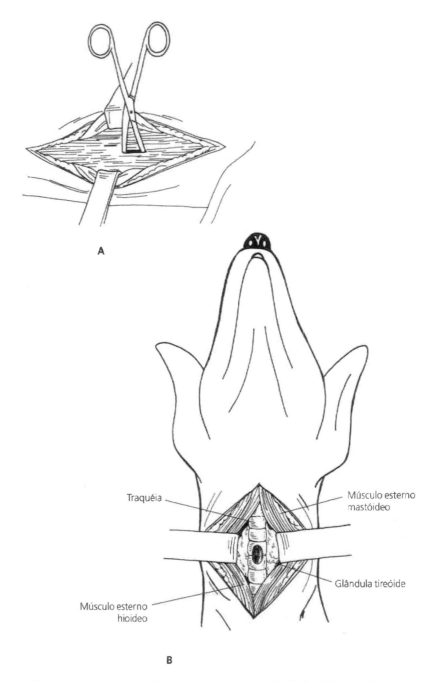

Figura 14.1 – Seqüência de passos na traqueostomia: **A)** divulsão muscular com tesoura para separação das fibras em sentido longitudinal; **B)** afastamento dos músculos pré-tireoideanos com afastadores de Farabeuf.

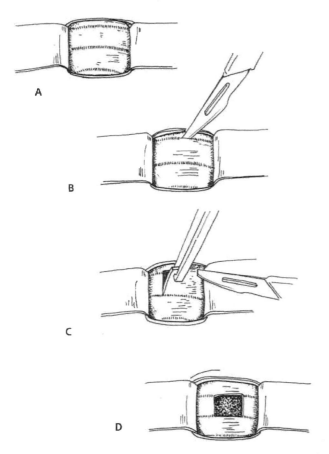

Figura 14.2 – Seqüência de passos na traqueostomia (*continuação*): **A**) aplicação de afastadores de Farabeuf expondo a face da traquéia; **B**) incisão da traquéia com bisturi; **C**) pinçamento do fragmento da traquéia; **D**) confecção do orifício na traquéia.

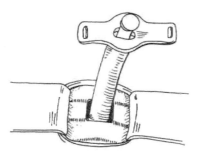

Figura 14.3 – Introdução da cânula no interior da traquéia.

Instila-se soro fisiológico no interior da traquéia e através da cânula são aspiradas as secreções eventuais. A síntese da pele é feita com pontos separados e com folga em torno da cânula, para quando o paciente tossir não tensionar os pontos e evitar enfisema subcutâneo. São revistas as hemostasias e, por fim, é passado o cadarço retrocervicalmente e suas extremidades são amarradas (Fig. 14.4). Os campos são retirados.

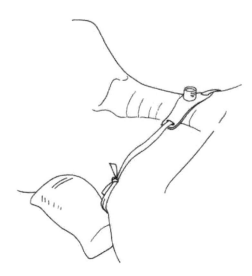

Figura 14.4 – Fixação da cânula com cadarço em torno do pescoço.

A figura 14.5 resume o procedimento da traqueostomia com cervicotomia transversa em cães.

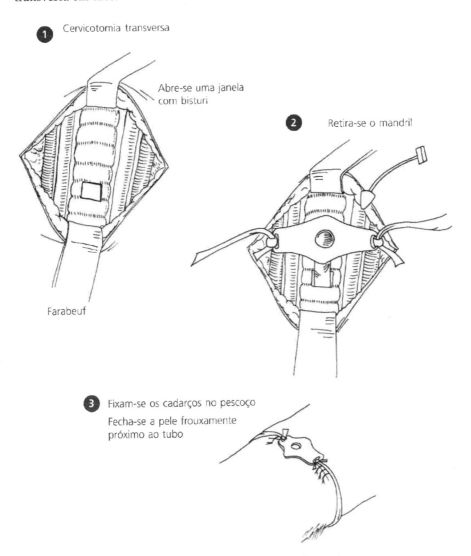

Figura 14.5 – Seqüência da traqueostomia em cães.

15. TORACOTOMIA PÓSTERO-LATERAL

Descrição do procedimento

Cão sob anestesia geral e intubação orotraqueal com o *cuff* da sonda insuflado para fechar o sistema, o qual será acoplado a um aparelho de respiração controlada à pressão. O animal está restrito à goteira cirúrgica em decúbito lateral direito ou esquerdo. É feita tricotomia da região póstero-lateral do tórax, assepsia, anti-sepsia e fixados os campos operatórios à pele.

O 5º espaço intercostal é identificado contando a partir da 13ª costela (última) por contagem regressiva. A incisão é arciforme, de aproximadamente 15cm e acompanha a borda superior da costela inferior, essa incisão deve englobar pele e tecido subcutâneo. Realizar a hemostasia dos pontos sangrantes.

Identificar o músculo superficial e, com a tesoura de Metzenbaum, dissecar a margem anterior do músculo para liberar sua região dorsal, podendo ser usado um afastador de Farabeuf no ângulo dorsal. A margem posterior também é dissecada com a tesoura de Metzenbaum. Com as duas extremidades dissecadas, descolar o músculo dos planos mais profundos a partir da margem posterior de modo a formar um "túnel" sobre o 5º espaço intercostal (Fig. 15.1).

Sob o túnel colocar uma pinça dente de rato. O cirurgião, com a mão esquerda, usa uma compressa para comprimir, e o auxiliar faz o mesmo procedimento com sua mão esquerda.

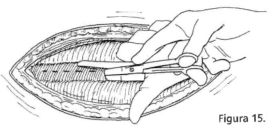

Figura 15.1 – Secção muscular após separação do músculo grande dorsal dos planos profundos sobre o segmento caudal.

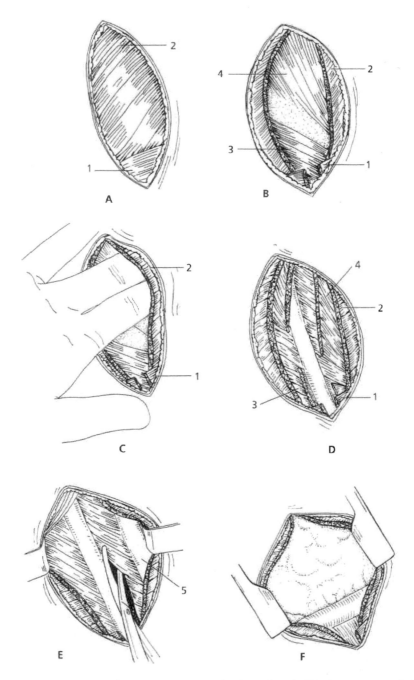

Figura 15.2 – Seqüência de passos na toracotomia póstero-lateral: **A)** incisão curva seguindo a direção do espaço intercostal, abrangendo pele e tecido subcutâneo; **B)** secção do músculo trapézio (1) e grande dorsal (2); **C)** separação desses músculos dos planos profundos; **D)** secção dos músculos rombóide (3) e serrátil dorsal (4); **E)** secção do músculo intercostal junto à borda superior da 6ª costela (5); **F)** exposição da cavidade pleural auxiliada pelo afastador de Finochietto.

Com o bisturi, o plano muscular é seccionado orientado pela pinça anteriormente colocada (Fig. 15.1). Com as pinças de Halsted são feitas apreensões dos vasos sangrantes, em seguida, todos são ligados. Esse mesmo processo é repetido com os músculos mais profundos até que sejam expostos os músculos intercostais.

Esses últimos são seccionados com bisturi próximo à borda superior da costela. Após atingir a pleura parietal, os músculos intercostais podem ser afastados no sentido cranial para melhor visibilidade. Depois de criada uma solução de continuidade, a pleura é incisada, sob visão direta, em toda a sua extensão. As margens são protegidas por compressas, que são fixadas no tecido muscular, e as costelas são afastadas com afastadores de Finochietto, com a cremalheira voltada para o cirurgião. Por fim, é revisada a hemostasia (Fig. 15.2).

O fechamento da parede torácica se inicia retirando o afastador de Finochietto. Para aproximação das costelas são utilizados fios calibrosos através de 4 ou 5 pontos. Esses pontos são passados de fora para dentro, rente à borda superior da costela, logo abaixo da toracotomia e, de dentro para fora, próximo à borda superior da costela superior, acima da toracotomia (Figs. 15.3 e 15.4). Depois de passados todos os fios, o auxiliar os traciona para ajudar o cirurgião a aproximar as costelas.

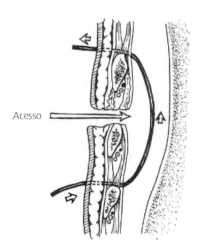

Figura 15.3 – Pontos com fios calibrosos para aproximação das costelas.

O próximo tempo é a sutura muscular. É importante que seja feita entre as secções do mesmo músculo para, assim, estabelecer novamente a anatomia do cão. A síntese da pele é feita com pontos simples ou intradérmicos, sempre tomando-se cuidado para que não ocorra defasagem das margens da incisão da toracotomia (Fig. 15.4).

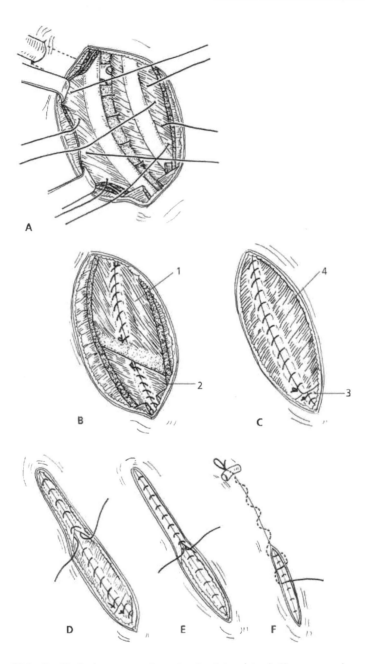

Figura 15.4 – Seqüência de passos na toracotomia póstero-lateral; **A)** passagem de quatro a seis pontos separados pericostais eqüidistantes; **B)** sutura dos músculos serrátil dorsal (1) e rombóide (2) com fio 2.0 em chuleio simples; **C)** sutura dos músculos trapézio (3) e grande dorsal (4) com a mesma técnica; **D)** aproximação das bordas da ferida mediante pontos separados no subcutâneo em uma ou mais camadas com fio 2.0, eliminando todo o espaço morto; **E)** aproximação do tecido subcutâneo com pontos separados e fio 2.0 com nós para dentro; **F)** sutura contínua estética na pele com pontos intradérmicos, longitudinais com fio 4.0 ou 5.0 com agulha atraumática cortante.

A figura 15.5 resume o esquema da toracotomia em cães.

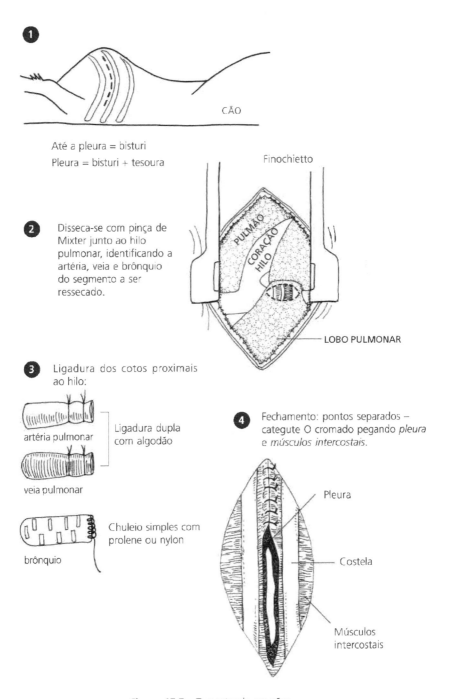

Figura 15.5 – Toracotomia em cães.

16. FLEBOTOMIA E SUTURA ARTERIAL

O objetivo de se executar um modelo experimental de flebotomia e de sutura arterial é proceder ao treinamento das operações fundamentais diérese e síntese porém, com delicadeza extrema de movimentos.

FLEBOTOMIA

Descrição do procedimento

Para executar a flebotomia, o cão deve estar sob anestesia geral, com intubação orotraqueal, posicionado sob a goteira cirúrgica em posição dorso-horizontal. Realizada tricotomia da região entre a base do abdome e raiz da pata traseira, anti-sepsia e fixação dos campos cirúrgicos à pele.

Palpa-se o pulso femoral para localizar o feixe vásculo-venoso e é feita incisão arciforme transversalmente aos vasos com cuidado para não lesioná-los. Isola-se a veia femoral e se realiza sua dissecção, o vaso é isolado por um fio e reparado com uma pinça de Halsted, prossegue-se com a dissecção da veia por 3cm (Fig. 16.1). Aplica-se outro fio reparado com pinça de Halsted e se verifica o sentido do fluxo sangüíneo para certificar-se de que se trata de veia mesmo. Liga-se o fio da porção distal e repara-se com pinça de Halsted.

Para venotomia, se não houver tesoura de Íris, pode ser passada uma pinça de Halsted sob a veia e com o bisturi secciona-se metade da parede anterior e posterior. Com a tesoura de Mayo, a ponta da sonda uretral é cortada sob a forma de bisel para facilitar sua introdução. A sonda deve ser conectada ao equipo de soro. Avaliar a extensão do cateter a ser introduzido e em seguida cateterizar a veia femoral. Ligar o fio proximal em torno da veia e cateter a fim de permeabilizar o sistema e fixar a sonda. O cateter pode ser exteriorizado por uma contra-abertura ou pela incisão feita para dissecção da veia. Secção dos fios excedentes, sutura em ponto simples da pele sem englobar o cateter e com um ponto de sutura cutâneo fixar a cânula (Fig. 16.2). Retirar os campos cirúrgicos.

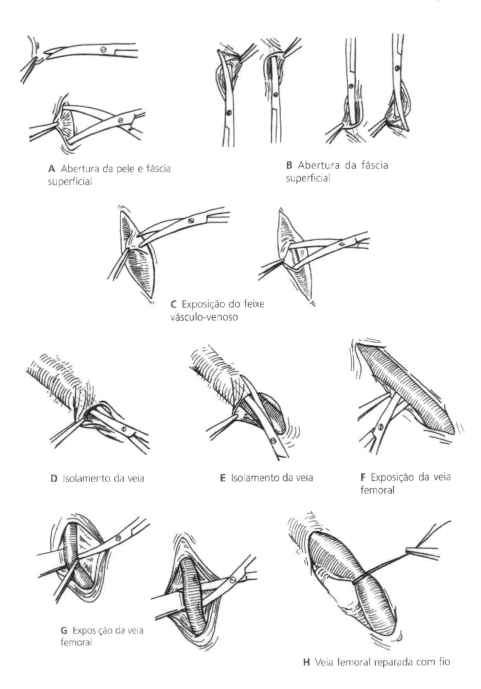

Figura 16.1 – Seqüência de passos na flebotomia: **A)** apreensão e secção do tecido conjuntivo sobre o vaso; **B)** secção do tecido conjuntivo; **C)** abertura da bainha vascular; **D)** dissecção entre o vaso e a bainha; **E)** secção da face anterior da bainha vascular; **F)** liberação de uma face do vaso; **G)** liberação da outra face e parede posterior; **H)** reparo da estrutura vascular para ampliação de exposição.

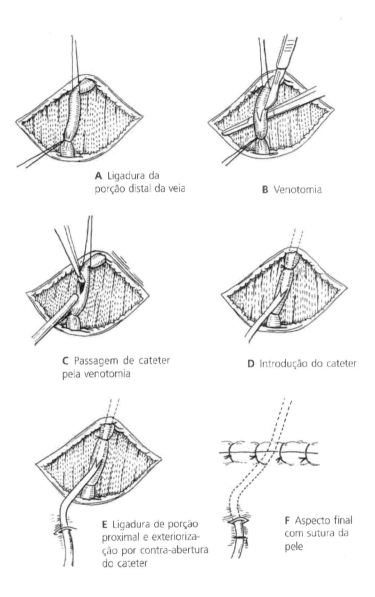

Figura 16.2 – Seqüência de passos na flebotomia: **A)** ligadura venosa distal definitiva; **B)** venotomia com pinça de Halsted e bisturi; **C)** introdução do cateter; **D)** ligadura da veia em torno do cateter com fio proximal; **E)** passagem do cateter por contra-abertura da pele; **F)** fechamento da incisão e fixação do cateter na pele.

SUTURA ARTERIAL

Descrição do procedimento

Para a realização de sutura arterial, o cão deve estar sob anestesia geral, com intubação orotraqueal, restrito à goteira cirúrgica em decúbito dorsal horizontal. Realiza-se tricotomia da região entre a base do abdome e a raiz da pata, anti-sepsia e fixação dos campos operatórios à pele.

Palpa-se o pulso femoral e realiza-se incisão arciforme transversalmente ao vaso, tomando cuidado para não lesioná-lo. Após identificação da artéria (Fig. 16.3), circundá-la com um fio e reparar com pinça de Halsted. Continuar dissecando a artéria por 6cm. Proteger duas pinças hemostáticas com fragmentos de sonda de Nelaton e clampear proximal e distalmente. O segmento arterial deve ser preenchido com heparina na proporção de 10UI de heparina para cada ml de solução salina.

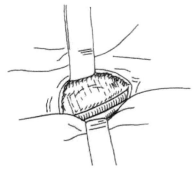

Figura 16.3 – Dissecção da artéria e da veia (veia posterior à artéria).

Em seguida, secciona-se transversalmente a artéria de modo completo, não se deve ressecar a artéria pois será impossível realizar a anastomose término-terminal caso isso seja feito. Com uma pinça de Halsted as "bocas" arteriais são dilatadas e restos da adventícia são removidos. O auxiliar apresenta as "bocas" arteriais para o cirurgião que realiza a anastomose.

A anastomose é feita com fio mononylon 6.0 atraumático com agulha vascular. São dados dois pontos diametralmente opostos para definir os lados anterior e posterior, os nós devem ficar voltados para fora e os fios reparados por pinça de Halsted. Aplicar pontos simples na face anterior, quantos forem necessários para completar a sutura. Virando a boca dos cotos, a face anterior passa a ser posterior e vice-versa, assim se prossegue a sutura posterior (Figs. 16.4 e 16.5). Desfaz-se, então, a rotação.

Retirar o clampe distal e verificar se há algum sangramento. Depois, retirar o clampe proximal e comprimir a anastomose com uma gaze por alguns minutos. Caso persista algum sangramento, colocar novamente os clampes e aplicar novos pontos.

A região dever ser limpa com soro fisiológico e, em seguida, observar se não houve estenose ou se um dos cotos não ficou rodado. Por fim, rever a hemostasia, suturar a pele e retirar os campos.

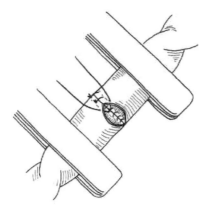

Figura 16.4 – Rotação da artéria e sutura da parede posterior.

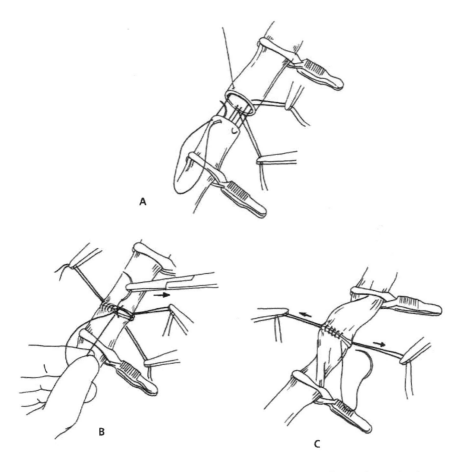

Figura 16.5 – Sutura arterial: **A)** início da sutura; **B)** sutura contínua da parede anterior de um ponto ao outro; **C)** rotação e sutura da parede posterior.

BIBLIOGRAFIA
UTILIZADA E RECOMENDADA

1. Goffi FS – Técnica Cirúrgica: Bases Anatômicas e Fisiopatológicas e Técnicas da Cirurgia. 4ª ed., Atheneu, Rio de Janeiro, 2001.

2. Gomes OM – Cirurgia Experimental. Sarvier, São Paulo, 1978.

3. Magalhães HP – Técnica Cirúrgica e Cirurgia Experimental. Sarvier, São Paulo, 1989.

4. Margarido NF e Tolosa EMC – Técnica Cirúrgica Prática. Atheneu, Rio de Janeiro, 2000.